# Confidences et vérités sur le cancer du sein

Direction de la publication : Isabelle Jeuge-Maynart et Ghislaine Stora
Direction éditoriale : Élodie Bourdon
Édition : Mélissa Lagrange
Conception de la couverture : Olo éditions
Conception de la maquette intérieure et mise en pages : Nord Compo
Préparation de copie : David Lerozier
Relecture : Céline Haimé
Fabrication : Émilie Mortier



ISBN : 978-2-03-597676-5

Dr Krishna B. Clough
*Avec la collaboration d'Alix Lefief-Delcourt*

# Confidences et vérités sur le cancer du sein

LAROUSSE

# Sommaire

# Introduction

Je rencontre des héroïnes toute la journée. Et même après trente-cinq ans de métier, cela me bouleverse encore. Ces femmes gèrent leur travail, leur famille, leurs enfants – on pourra dire ce que l'on veut sur l'égalité hommes/femmes, les journées des femmes qui travaillent et ont des enfants sont plus longues que celles des hommes – et, brutalement, le cancer arrive dans leur vie et s'invite à leur table. J'ai toujours l'impression d'avoir face à moi des femmes qui mènent leur barque parfois à la limite de la flottaison. Soudainement, on jette une gueuse de fonte dans la barque. La façon dont ces femmes réagissent, la force avec laquelle elles se démènent pour maintenir la vie familiale et protéger leurs proches, l'attention qu'elles portent à leurs enfants alors que, en pleine chimiothérapie, elles n'ont plus de cheveux, sont véritablement incroyables. Ces héroïnes, je les vois et je les admire tous les jours dans ma salle d'attente : elles arrivent, elles sont souriantes, elles sont belles, comme si elles étaient portées par une énergie, un combat. Bien sûr, les débuts du chemin sont souvent difficiles et stressants, mais notre mission à nous, médecins, est d'accompagner ces femmes, de les rassurer, de les guider en confiance vers un atterrissage en douceur et vers la guérison, le tout avec le moins de souffrances possible.

Régulièrement, mes amis me disent : « Tu travailles comme un fou ! Arrête-toi, fais une pause, pars en voyage avec nous. » Mais quel voyage ? Tous les jours dans mon cabinet, je voyage. Je fais des voyages incroyables : j'entre dans la vie de ces femmes au moment où la gueuse vient de tomber dans leur barque. Je vais essayer de les aider à la maintenir à flot. Ne le répétez pas, je vais essayer (cela m'a été dit encore trois fois cette semaine) qu'elles aillent mieux après le cancer qu'avant. Car oui, le cancer du sein change la vie des femmes, j'ose le dire aujourd'hui – je n'aurais pas osé le faire il y a encore quelques années – souvent en positif. Alors certes, ce sont des voyages douloureux. Le cancer du sein est une épreuve de la vie, mais combien de femmes viennent me voir, un ou deux ans après avoir été guéries, en me disant : « Docteur Clough, ce cancer a été une chance dans ma vie. »

Je fais le plus beau métier du monde. Je dis toujours à mes enfants : « J'ai la chance de faire un métier où je sers les autres. » Plus je vieillis, plus je réalise à quel point cela me porte. Les psys auraient certainement beaucoup de choses à dire sur les bénéfices secondaires que cela m'apporte ; moi, je suis rempli par le fait que je suis utile. Un dimanche matin, alors que je prenais le petit déjeuner en famille au soleil, ma fille s'est étonnée de me voir ensuite sauter sur mon scooter pour aller faire ma visite postopératoire. Je lui ai répondu : « Si tu te lèves le dimanche matin en sachant que tu vas travailler, mais que tu le fais avec le sourire, c'est parce que tu fais le plus beau métier du monde. »

J'ai écrit ce livre pour vous parler de ce métier que j'aime tant, pour rendre hommage à toutes ces femmes que je vois chaque jour, mais aussi pour les informer sur le cancer du sein. Après trente-cinq ans de chirurgie, et autant de recherche, des centaines de conférences et plus de 20 000 femmes opérées, je veux rétablir certaines vérités. Contrairement à ce que l'on entend souvent, il n'existe aujourd'hui aucune preuve scientifique que le sucre, le stress ou les déodorants donnent le cancer, ou encore que si on modifie totalement son mode de vie et que l'on se prive de tous les plaisirs, on évitera une rechute. Tout cela relève du domaine de la croyance. Alors, stop à la culpabilité ! Ce qui me choque et me révolte, c'est ce poids de la faute que les femmes s'infligent en plus de leurs traitements. Le cancer du sein n'est pas de votre faute, vous n'avez rien fait de mal. Le cancer du sein est un accident de la vie et notre mission, en tant que médecins, est de vous accompagner vers la guérison. Quand certaines femmes, au bout de ce parcours, me disent que ce cancer a été une chance pour elles, je sais que j'ai rempli ma mission.

# 1. Toute une vie au service des femmes

Être utile et laisser une trace derrière moi : c'est l'héritage que m'ont laissé mes parents. Tous les deux, chacun dans leur domaine, travaillaient beaucoup, mais avec plaisir. Ils sont issus de deux univers très différents. Ma mère, juive d'Afrique du Nord, était la benjamine d'une famille de sept enfants, élevés en Algérie de façon simple et très modeste. Elle est venue faire des études de dentiste à Paris, juste après la guerre. Parce qu'elle n'était pas parisienne, parce qu'elle était née en Algérie, elle avait le complexe de ne pas être au niveau. J'ai toujours vu ma mère travailler énormément. Elle avait ouvert son petit cabinet dans l'appartement familial et, à 50 ans, elle a créé des urgences dentaires, les premières de Paris. Elle recevait des patients 7 jours sur 7 et 24 heures sur 24. Je me souviens de gens qui débarquaient en pleine nuit au cabinet… et qui repartaient parfois sans payer, malgré des fins de mois souvent difficiles pour mes parents.

Mon père était irlandais, artiste, peintre et sculpteur. Lui aussi travaillait beaucoup. C'était à la fois un travailleur acharné et un créateur. J'avais 6 ou 7 ans quand il a perdu son atelier et a installé son espace dans l'appartement familial, lequel a été divisé en deux : une première entrée pour le cabinet dentaire, aseptisé, clean, très chirurgical ; et une autre porte pour l'atelier, bordel noir, foutoir invraisemblable d'où émergeait la création. Mon enfance s'est déroulée entre ces deux mondes, celui de la rigueur clinique et celui de l'inventivité géniale. Je suis l'héritier de ces deux mondes. Ajoutez à cela l'esprit de compétition – sportif depuis l'âge de 12 ans, j'ai fait partie de l'équipe de France de baseball, où j'ai appris la ténacité, le plaisir de l'effort, le dépassement de soi, et je pratique la boxe depuis vingt ans – et vous avez toutes les clés de mon parcours professionnel et personnel.

La rigueur, l'inventivité, la persévérance : mes trois piliers m'ont amené à vouloir faire de la recherche. J'étais passionné par la biologie. J'ai intégré une classe prépa à Henri-IV (maths sup et maths spé). Je travaillais en même temps dans une station-service et dans un bar, je donnais des cours, déjà… Mais j'ai réalisé que cette voie allait me mener vers le métier d'ingénieur et pas vers celui de chercheur, dont je rêvais. J'ai alors basculé en médecine, toujours dans l'idée de faire de la recherche. Lors d'un stage au laboratoire de biologie à l'hôpital Cochin, j'ai eu l'impression d'avoir trouvé ma voie. À 21 ans, je faisais des recherches sur une hémoglobine mutante. Mais très vite, une vague d'ennui m'a submergé. Parce que les chercheurs ne sont pas tous des trouveurs. Parce que je parlais à des éprouvettes. Parce que, finalement, l'espèce de romantisme de la recherche se confrontait à la réalité des moyens, à la réalité de la lenteur. Je me souviens de cette anecdote, de cette goutte d'eau qui a fait déborder le vase (dans ma vie, il y en a eu plusieurs, des gouttes d'eau qui m'ont fait dire stop). À l'époque, j'avais besoin d'un appareil spécial, un séquenceur, pour avancer dans mes recherches sur mon hémoglobine mutante et pouvoir publier mes travaux. Mais le séquenceur est tombé en panne. « Le réparateur est passé il y a trois semaines, il ne repassera que dans trois mois, m'a répondu mon patron. Ce n'est pas grave, on va te mettre sur un autre sujet. » J'ai alors décidé de tout arrêter : je ne pouvais pas rester dans un endroit où il fallait attendre trois mois pour réparer une machine indispensable à mon travail !

J'ai voulu me tourner vers un cursus où je serais au contact des malades. Virage à 180 degrés. J'ai découvert que j'aimais voir les gens. J'ai découvert le plaisir de rendre le sourire à une personne alitée, de lui faire passer un moment pas trop désagréable. « Tu étais celui qui partait le plus tard de l'hôpital », m'a raconté Isabelle, mon actuelle associée à l'Institut du Sein Paris, que j'ai connue en fac de médecine. À cette époque-là, on était à l'hôpital le matin, puis en cours l'après-midi. Alors que toute la troupe des étudiants quittait le service à 13 heures, moi j'arrivais en cours vers 15 ou 16 heures. Toujours un malade de plus à voir… Cette phrase a toujours cours, quarante ans plus tard ! Ma famille l'a tellement entendue que mes filles la répétaient avec un sourire, chaque fois que je passais la porte de la maison.

J'ai passé l'internat alors que chez moi, tout s'écroulait. Mes parents se séparaient, ma mère était hospitalisée. Isabelle, mon associée, m'a alors accueilli chez ses parents pendant quatre mois. Elle m'a probablement sauvé en me permettant de préparer le concours très sélectif de l'internat. Je dis toujours que la vie est faite de rencontres. À cette époque, j'en ai fait une qui a marqué ma vie et ma carrière : Gilbert, le père d'Isabelle, gynécologue accoucheur. Aujourd'hui encore, il est à nos côtés. Il a 94 ans, il travaille trois heures par jour pour l'Institut du Sein, et tous les lundis, il rend visite aux comptables. Il a été un guide dans ma carrière professionnelle parce qu'à ce moment-là j'étais perdu. Je n'avais plus envie de faire de la recherche fondamentale. Ma vie familiale était en décomposition. J'avais une faim de vie et d'être utile. J'étais comme sur une page blanche. Et je le voyais, lui, rentrer chaque soir à la maison avec le sourire. Il me disait : « Krishna, c'est un métier merveilleux. On voit des gens en pleine santé, des femmes qui vont bien. Et, l'accouchement, c'est vraiment un moment extraordinaire. » Je me suis dit : c'est vrai, il a l'air heureux, pourquoi pas gynéco ? Et donc je l'ai suivi. Il a eu la gentillesse de m'emmener au bloc opératoire, et j'ai découvert cette spécialité où vous vous occupez des femmes, où vous nouez avec elles un lien personnel assez fort.

J'ai donc commencé un internat de gynécologie… mais j'ai rapidement compris que ce n'était pas du tout pour moi, en particulier l'obstétrique. S'extasier sur un bébé qui vient de naître, impossible ! Dans cette spécialité, un domaine toutefois m'intéressait : la cœliochirurgie ou cœlioscopie, qui était en train d'exploser. On introduit une fine caméra par le nombril pour opérer à ventre fermé. J'adorais cette idée d'opérer une femme sans l'agresser, sans lui faire de balafre, sans qu'elle ait mal au ventre, en la faisant sortir le lendemain. J'ai mis de côté l'obstétrique et la médecine gynécologique – la pilule, les douleurs pelviennes, la stérilité – pour me tourner vers la chirurgie. Je voulais être chirurgien et opérer des femmes, jeunes, âgées ou dans la fleur de l'âge. En parallèle de mon cursus de gynécologie, j'ai fait un cursus de chirurgie générale. J'ai ainsi obtenu le titre de chirurgien généraliste. J'aurais pu opérer des côlons ou des œsophages, mais ce n'était pas mon truc. Je voulais être chirurgien des femmes.

C'est alors que, petit à petit, j'ai découvert… le sein. Notamment lors d'un stage à l'Institut Curie (centre hospitalier spécialisé dans la recherche et le traitement du cancer). Là-bas, j'ai été touché par la grâce. J'avais trouvé mon église. Je m'en souviendrai toute ma vie. Je suis arrivé à Curie dans ce vieux bâtiment de briques de la rue d'Ulm, avec ses blocs opératoires désuets, sa porcelaine blanche au mur et ses carreaux au sol. J'y ai rencontré toutes les personnes avec lesquelles j'ai fait ma carrière, mes collègues, mes amis, mes catalyseurs d'idées, mes compagnons chirurgiens et mon maître en chirurgie du sein. J'ai plongé dans un bain extraordinaire. Un bain autour du cancer du sein. J'ai découvert que non seulement un chirurgien opérait mieux quand il était spécialiste d'un organe, mais aussi que le chirurgien devait être également un scientifique : il faisait de la recherche sur le cancer et publiait ses résultats au nom de l'Institut Curie. Rien que le nom de Curie donne des frissons. Le travail d'équipe, c'était le Graal pour moi. Chacun pouvait additionner ses compétences au service des patientes : les radiologues, les chimiothérapeutes, les radiothérapeutes, les spécialistes de l'analyse de la tumeur, les chercheurs… Une *dream team* au service de l'anticancer.

Non seulement les chirurgiens de Curie opéraient le sein et le faisaient bien, mais en plus cela les intéressait. Car à l'époque, dans les années 1980-1990, cela n'intéressait personne. Un truc de dingue ! On abordait les maladies du sein à la toute fin du programme de médecine, que vous soyez dans un service de chirurgie générale ou de chirurgie gynécologique. Je vais caricaturer peut-être un peu mais hormis à Curie, les chirurgiens en place s'occupaient des opérations importantes, et on laissait le petit jeune – l'interne – opérer le sein car ce n'était pas de la « vraie chirurgie ». D'ailleurs, dans un tout autre domaine, c'était pareil pour les hémorroïdes. C'est étonnant car ces deux opérations peuvent être totalement ratées et se transformer en catastrophes. Et cela, je l'ai vu dans le monde entier : des amputations, des mutilations horribles même pour des petits cancers, des femmes qui ressortaient avec des balafres, des douleurs, des vies détruites… Le tout pratiqué par des chirurgiens même pas cancérologues, car techniquement, enlever un sein, c'était enlever un sein, pas besoin d'en savoir plus sur la biologie, la chimiothérapie, la radiothérapie. Alors qu'en pratique, cela change tout. Vraiment tout.

Curie a été la révélation. J'ai mis le feu à la mèche. J'ai compris qu'il fallait faire quelque chose. Ce n'était pas possible de continuer comme ça ! Aujourd'hui, on sait opérer les femmes sans leur ouvrir le ventre, on les respecte, on fait attention à elle, on les fait sortir de l'hôpital le lendemain... Et le sein, c'est à la hache ? Il y a quarante ans, même à Curie, le côté conservation du sein ou réparation sophistiquée n'était pas très poussé. Les plasticiens n'appartenaient pas au sérail. En 1988, un plasticien venait une demi-journée par semaine à l'Institut. Dans le meilleur centre français et le deuxième centre au monde ! J'ai alors pris la décision de faire quelque chose que personne n'avait jamais fait auparavant : me former, avec mon bagage de gynéco, en chirurgie plastique. Dans la vie, il n'y a pas de hasard : ma mère chirurgien-dentiste, mon père peintre et sculpteur, artiste du beau. Et moi, chirurgien plasticien.

J'ai donc fait mes deux derniers semestres d'internat en chirurgie plastique. Avez-vous déjà eu l'impression d'être un pestiféré jeté dans un dîner mondain ? C'est exactement l'impression que j'ai eue ! Imaginez : un chirurgien gynécologue qui voulait faire de la plastique... Cela ne s'était jamais vu, et c'était peu de dire que cela n'était pas vraiment accepté. « C'est une disgrâce pour nous de vous avoir, m'a dit mon patron lors de mon arrivée dans le service qu'il dirigeait. Vous êtes chirurgien gynécologue, vous n'avez rien à faire en plastique. Je vais envoyer une lettre à l'administration de l'Assistance publique car vous prenez la place d'un vrai chirurgien plasticien qui voudrait se former chez moi. » Je lui ai répondu calmement : « Monsieur, ce sont les internes qui choisissent leur patron, et non les patrons qui choisissent leurs internes. » Inutile d'expliquer que nos relations sont restées très tendues après cela. Résultat : on m'a condamné au bloc amputations. J'ai passé presque deux mois à m'occuper des nécroses, des sepsis (infections graves). Mon patron pensait qu'il allait me dégoûter... Quelques années plus tard, alors que je présentais mes travaux à un congrès international de chirurgie plastique, lui et son aréopage d'assistants sont venus me voir. Il m'a tendu la main et m'a dit : « Je suis fier que vous ayez été mon élève. » On venait d'inventer la chirurgie oncoplastique, qui permet de sauver le sein en le réparant immédiatement grâce à des techniques de chirurgie esthétique.

Dans un service de chirurgie plastique, il faut tout faire : les liftings, les amputations, les nécroses, la microchirurgie de la main (je me souviens d'interventions de greffe qui duraient vingt heures). J'ai fait tout cela pendant un an dans deux services différents. Mon patron à Curie, lui, avait parfaitement compris ce que je voulais faire : de la chirurgie du cancer à moindre mutilation. Je disposais de deux techniques qu'ils n'avaient pas encore à Curie : la cœliochirurgie pour les cancers pelviens, et la chirurgie plastique pour les cancers du sein. Deux innovations majeures en cancérologie. L'internat terminé, j'ai effectué mon clinicat pendant deux ans à la Pitié-Salpêtrière dans le service de gynécologie du professeur Yves Darbois. Celui-ci m'a beaucoup aidé, en me laissant faire de la chirurgie plastique dans un service de gynécologie : réductions du sein, reconstructions immédiates et même prothèses mammaires esthétiques. J'opérais, j'opérais, je reconstruisais. Cela ne s'était jamais fait dans ce service. En matière de cancer du sein, il y avait alors principalement deux types d'équipes : celles où il n'y a que des cancérologues et celles où il y a deux chirurgiens, un cancérologue et un plasticien qui opéraient l'un après l'autre – ce que j'appelle *Nip Tuck.* Les équipes où le cancérologue était aussi plasticien, cela n'existait pas. On a été les premiers à le faire dans le monde avec mon ami Jean-Yves Petit à Villejuif. Nous avons créé la chirurgie oncoplastique et participé à l'émergence de cette nouvelle spécialité : les cancérologues également plasticiens du sein.

J'ai rapidement compris que j'étais limité par ma seule année de plastique en France. Il fallait que je continue à me former. À l'époque, une équipe américaine dominait la reconstruction du sein après ablation : celle de l'université d'Emory, à Atlanta. J'ai alors informé mon patron que j'allais solliciter un détachement à l'étranger, dans cette équipe. Je lui ai dit que je ne reviendrais pas dans son service après. Je voulais être cancérologue et plasticien, mais je ne pouvais pas me former ici.

« Mais, monsieur, j'ai besoin de votre accord pour m'en aller.

— Est-ce important pour toi ?

— Oui, très important. Mais le problème est que vous perdez un poste car je ne serai pas remplacé pendant mon absence.

— On se débrouillera, pars ! » m'a-t-il répondu.

Je m'en souviens encore avec beaucoup d'émotion. La dernière fois que j'ai vu le professeur Darbois, c'était à l'enterrement de mon beau-père, il y a deux ans. Il était devant l'église.

« Monsieur, que faites-vous là ?

— J'ai vu l'avis dans le journal, je devais être là. Tu es de ma famille, Krishna. »

Sacré bonhomme…

Si Curie, c'était le Graal, Atlanta, c'était le super-Graal ! L'équipe de l'université d'Emory ne faisait que de la reconstruction du sein. Leur visibilité était internationale grâce à leurs travaux de recherche. Chaque année, le service plastique organisait l'Atlanta Breast Cancer Conference. Le saint des saints des congrès sur la reconstruction du sein. Pendant mon séjour américain, j'ai eu l'immense privilège d'assister pendant six mois deux grands chirurgiens : John Bostwick et Carl Hartrampf, les pères de la reconstruction du sein dans les années 1990. L'un officiait à l'hôpital Emory University et l'autre à l'Atlanta Plastic Surgery. Messi et Ronaldo.

Je travaillais beaucoup. J'étais porté. J'adorais ça. On avait tout pour faire de la bonne médecine : le cadre, les bibliothèques qui fermaient très tard le soir et me permettaient de travailler tout le temps. 1989, Atlanta, Géorgie, États-Unis. J'étais là où il fallait être. Tous les grands papiers sur la reconstruction du sein sont sortis de là. C'est là que j'ai compris ce qu'est la puissance de publication : vous inventez, vous publiez, la chirurgie n'est plus pareille après vous, vous changez les choses. Chercher, trouver, transmettre, laisser une trace : c'était devenu pour moi aussi mon credo. Mon séjour à Atlanta m'a ouvert les yeux et donné des ailes.

De retour à Curie, j'ai enchaîné des années de travail monstrueux. D'abord assistant, j'ai été nommé chef de service à 36 ans. Le plus jeune de l'Institut Curie. En une journée, mon patron Jean-Claude Durand et moi, on opérait huit à dix cancers du sein chacun. Quand j'ai pris le service, on opérait 1 200 cancers par an ; quand j'ai rendu les clés de la maison, on était pratiquement à 2 000 par an. Des machines de guerre. Si vous voulez être bon, il n'y a pas de secret, il faut s'entraîner. C'est vrai en sport, c'est vrai aussi en chirurgie. C'étaient les années de la montée en puissance, j'étais *the right person in the right place*. J'arrivais avec ces fameuses techniques nouvelles, cette double formation, je parlais l'anglais couramment, je travaillais énormément. J'ai développé de nouvelles techniques permettant de conserver le sein, en utilisant mon double bagage de chirurgien cancérologue et de plasticien. Personne d'autre au monde ne faisait cela, nous avons été les premiers à démontrer qu'on pouvait sauver le sein dans des situations difficiles. J'ai publié beaucoup d'articles à ce sujet, on a défini et publié des classifications et des techniques nouvelles qui sont devenues des références. Là encore, j'ai été très aidé par mon patron Jean-Claude Durand, une grande figure du cancer du sein. Il m'a fait confiance. La visibilité internationale est arrivée aussi car je me suis hyperspécialisé dans le sein.

Pourquoi ai-je décidé de faire de la plastique en parallèle de la cancérologie ? Et pourquoi, encore aujourd'hui, est-ce que je continue à faire de la reconstruction pour le cancer mais aussi 10 à 15 % de chirurgie esthétique pure ? Parce que cela m'apporte ce côté positif dans cette spécialité qui, malgré ses réussites, est aussi parfois très difficile sur le plan humain. Juste avant d'écrire ces lignes, j'ai reçu en consultation une femme de 42 ans à qui une équipe hospitalière avait annoncé qu'il fallait lui enlever le sein. Cinq tumeurs, pas d'autre choix. Une personne lui a ensuite conseillé de venir me voir, et je lui ai dit que je pouvais lui enlever le sein mais aussi le reconstruire en même temps. C'est possible, même si on vous a dit le contraire ; certes, c'est plus compliqué, plus long, mais c'est possible. Arrivée inquiète, elle est ressortie de mon bureau avec le sourire. C'est cela que nous voulons apporter à toutes ces femmes : un peu de positif dans ce chemin difficile. Ce côté reconstruction, voire esthétique pure dans certains cas, c'est le parti pris de la vie contre celui de la mort. J'en ai pris conscience récemment : cela m'aide aussi, au quotidien, à garder cet espoir, cette force, cet optimisme et cette motivation dont j'ai besoin pour continuer à avancer malgré les épreuves, malgré le départ de certaines de ces femmes que nous ne réussissons pas à guérir, et dont je reparlerai dans la suite de ce livre.

Après quinze années de travail intensif, j'ai décidé de quitter Curie et de créer l'Institut du Sein Paris. J'ai adoré les années Curie, cette concentration extraordinaire d'intelligences, cette place accordée à la recherche, ce plaisir qu'avaient ces grandes personnalités à transmettre. Pourquoi, à 45 ans, avoir tout quitté alors que j'étais dans l'une des meilleures équipes au monde en matière de cancer du sein et que j'occupais le poste le plus élevé dans la hiérarchie chirurgicale de cette spécialité ? Mes amis proches, qui m'entendaient dire, depuis des années : « Je veux changer ci » ou « Je veux changer ça », ont compris. Mais le deuxième cercle, lui, m'a dit que j'étais fou : « Tu ne peux pas démissionner alors que tu as encore vingt ans devant toi dans cette maison extraordinaire ! » Des histoires délirantes ont couru sur mon compte lors de mon départ, je vous épargnerai les détails. La vraie raison, elle, m'a été donnée par une patiente, venue me voir deux ans après la création de l'Institut du Sein Paris. Une dame d'un certain âge, très posée. Elle était l'une de mes anciennes patientes de Curie et était venue pour une visite de surveillance dans la nouvelle maison que nous venions de créer avec mes associés Isabelle Sarfati et Claude Nos. Après la consultation, je lui ai demandé pourquoi elle n'est pas retournée à Curie. Elle m'a répondu, avec un regard lourd : « À l'hôpital, on traite très bien la maladie, mais alors les malades… » Elle avait mis des mots sur ce dont je ne voulais plus.

Ce que je voulais, moi, c'était créer un endroit protégé pour les femmes, un endroit pour protéger les femmes. J'entame chaque consultation en me disant : « Je vais essayer de faire pour la femme qui est devant moi ce que j'aimerais qu'on fasse pour moi quand j'aurai le crabe, un infarctus ou je ne sais quoi d'autre. » Et pour cela, l'environnement dans lequel nous la recevons est essentiel. Je n'en pouvais plus de recevoir des patientes qui me disaient que leur médecin ne les avait jamais regardées dans les yeux. Je n'en pouvais plus de cette salle d'attente où les femmes qui arrivaient avec leur début de cancer côtoyaient celles qui partaient, en brancard, avec leurs métastases. Je voulais aussi avoir la possibilité de choisir les personnes avec lesquelles je travaille, et travailler selon des horaires qui sont les miens. Quand vous arrivez dans une grande maison, qu'il s'agisse d'une entreprise ou de l'Institut Curie, vous ne pouvez rien choisir, vous vous adaptez à l'existant. C'est le prix à payer pour entrer dans une grande maison.

Il y a aussi eu plusieurs gouttes d'eau qui ont fait déborder le vase… Les institutions ou les carrières professionnelles, c'est un peu comme la vie de couple. Au début, cela peut se passer formidablement. Ensuite, il y a des petites choses qui vous irritent. Et un jour, la goutte d'eau. Un jour, le directeur de Curie de l'époque me convoque dans son bureau et me dit qu'il fallait que je réduise mon activité. J'avais 40 ans, une motivation d'enfer, l'impression qu'il fallait avant tout s'occuper des gens et en même temps porter la bonne parole de l'Institut Curie. Comment réduire mon activité ? Je finissais mes consultations le soir à 21 h 30 avec une secrétaire qui acceptait de rester avec moi. On donnait aux patientes le code pour entrer par la porte arrière de l'Institut car les portes de devant étaient fermées. « OK, monsieur, mais quelles femmes laisse-t-on à la porte ? C'est vous qui allez les sélectionner, car moi je ne sais pas… Les petits cancers ou les gros cancers ? Les jeunes ou les plus âgées ? Ou alors il y a un moyen plus simple : on ne prend que les brunes… » La discussion est partie en vrille. Une incompréhension absolue. J'ai alors réalisé que je n'étais pas fait pour occuper un poste de direction. J'étais un chien fou, probablement arrivé trop jeune à ce poste à responsabilités. Il y a des gens qui font cela très bien, mais pas moi. Et, surtout, il y a eu une deuxième goutte d'eau. À Curie, on commençait à recevoir des chirurgiens du monde entier intéressés par nos méthodes. On avait créé une visibilité internationale grâce à nos interventions oncoplastiques. Ces chirurgiens arrivaient directement de l'aéroport à l'Institut Curie à 8 heures du matin avec leurs valises, mais ils ne savaient pas où aller. J'ai demandé au directeur une secrétaire parlant anglais pour les accueillir. « Clough, il faut arrêter de vous prendre pour un Américain », m'a-t-il rétorqué.

Cela m'a rendu fou. Réduisez votre activité et arrêtez de vous prendre pour un Américain.

À Curie, j'étais un jeune général d'une armée, et j'ai voulu créer ma horde, mon commando de spécialistes au service des femmes. J'avais envie de choisir chacune des personnes qui allaient y participer. Lorsque nous avons crée l'institut du Sein, nous avons formé l'équipe avec quatre chirurgiens puis, rapidement, des chimiothérapeutes et des radiothérapeutes nous ont rejoints autour d'une double idée : l'extrême compétence autour du sein dans tous les domaines – on avait tous entre 45 et 50 ans, donc de l'expérience – et le plaisir de servir. L'Institut du Sein Paris a ouvert le 2 janvier 2005. Je me souviens d'un soir de juillet de cette même année… Il était 22 heures, il faisait très chaud et nous finissions nos dossiers. « Nous sommes des moines chirurgiens », m'a alors dit mon associé Claude Nos. Il avait parfaitement raison : nous avions un combat à mener. Nous étions habités, nous avions l'impression d'avoir une mission. Je n'aurais jamais osé vous dire une chose pareille il y a vingt ans ! Alors oui, bien sûr, nous gagnons bien notre vie. Un jour, on m'a proposé six fois plus pour un poste aux États-Unis. Mais je n'en avais pas envie, j'ai refusé : mon moteur est ailleurs.

Nous avons donc créé une véritable équipe autour des femmes et du cancer du sein. Isabelle Sarfati, Claude Nos et moi étions soudés comme les doigts d'une main. Puis Jacques Vilcoq, Yves Otmezguine, Éric Levy, Catherine Alaeddine, Bruno Poulet… vingt spécialistes au total. On a créé ce que certaines patientes ont appelé « le club ». Car elles sentent bien qu'il y a entre nous quelque chose qui ne relève pas uniquement du professionnel. Nous avons une profonde affinité dans l'idée que nous nous faisons de notre métier, nous sommes en lien permanent, et nous sommes tous tournés vers le même objectif : être au service des femmes. En partant de Curie, je m'étais dit que je pourrais tout supporter : repartir de zéro, travailler dans un petit cabinet, abandonner la renommée… mais il y a une chose sur laquelle je ne voulais pas faire une croix : la recherche, le développement et l'enseignement. À mon sens, un médecin se doit d'être toujours au top de la compétence. C'est pour cela que je me suis hyperspécialisé. Mes amis me disent de temps en temps : « Tous les jours depuis vingt ans, tu opères des seins ? » Ce à quoi je leur réponds : « Oui et vous savez quoi ? Je le fais vraiment bien ! » Le jour où moi aussi j'aurai besoin de quelqu'un, je veux faire appel au spécialiste. La meilleure preuve qu'aujourd'hui on est vraiment dans la course : cette année, une professeure de Yale, chirurgienne et chercheuse, a pris une année sabbatique pour se former à nos côtés. Elle avait le choix d'aller n'importe où dans le monde entier. Elle a choisi l'Institut du Sein Paris. Si ma mère était encore là, elle me dirait : « C'est bien, mon petit. »

Je n'ai pas inventé le modèle de l'Institut du Sein : c'est Melvin Silverstein, qui l'a créé aux États-Unis dans les années 1980, il m'a même proposé ensuite de travailler avec lui. Mais j'avais décidé de revenir en France. Aujourd'hui, ces instituts ont poussé comme des champignons… Mais nous avons créé le premier, le plus reconnu, le seul à recevoir des patientes et à former des chirurgiens qui viennent de partout. Notre atout premier, c'est bien sûr cette hyperspécialisation, mais aussi cette énergie que nous déployons pour être toujours à la pointe, pour améliorer sans cesse nos connaissances et la prise en charge de nos patientes. Je voudrais vous donner un seul exemple : quand nous avons ouvert l'Institut du Sein Paris, mon ami le docteur Emmanuel Delay débutait une technique qui consistait à injecter de la graisse prélevée sur d'autres zones du corps pour améliorer la reconstruction des cancers du sein, le lipofilling. J'avais essayé d'en faire à l'Institut Curie, mais cela prenait beaucoup de temps, et il était difficile de le faire à grande échelle. Quand nous avons lancé l'Institut du Sein Paris, nous nous sommes réparti les rôles avec mes associés. Isabelle a décidé de s'hyperspécialiser dans la reconstruction du sein après cancer. Le lipofilling était balbutiant, mais c'était une technique prometteuse. Elle s'est emparée de ce sujet de recherche, a commencé à proposer des lipofillings aux femmes après cancer du sein, mais aussi à de jeunes filles qui souffraient d'anomalies de développement des seins. Aujourd'hui, elle a réalisé cette intervention plus de 6 000 fois ! Elle et Emmanuel Delay sont, je pense, les deux chirurgiens qui en ont réalisé le plus en France, et peut-être même dans le monde ! C'est cela la force de notre équipe : faire des choses que personne d'autre ne fait aussi souvent que nous. Un commando d'hyperspécialistes.

Et puis notre idée d'Institut du Sein a marché. En plus des techniques de pointe et de l'hyperspécialisation, nous avons construit un idéal de prise en charge. Quand nous avons créé l'Institut du Sein Paris, nous avons demandé à chaque nouvelle personne qui nous rejoignait (médecin, infirmier, secrétaire médicale…) de s'occuper de la femme qu'elle avait au téléphone ou face à elle comme si c'était quelqu'un de sa famille. À l'hôpital, on ne m'a jamais demandé cela, je ne l'ai jamais entendu. C'est ce que mon associée Isabelle Sarfati a appelé le « cocooning ». Il faut que les patientes se sentent ici comme dans un cocon. En pratique, même si je suis toujours en retard en consultation, les patientes sentent cette espèce de protection qu'on met autour d'elle : le café à disposition dans la salle d'attente, les bouquets de fleurs, les couleurs, les miroirs, la moquette, les tapis, les tableaux au mur… Tout cela, nous le devons à Isabelle. Elle a bâti cette maison à partir de rien. Elle en a fait un écrin de calme et de beauté. Je crois à la beauté, à celle qu'on peut offrir aux autres et à celle qu'on reçoit. Nous avons bâti des lieux qui tiennent plus du salon de thé de musée que de la salle d'attente d'un centre expert en chirurgie du sein. Les chocs, bien sûr, sont toujours là – la chirurgie, les traitements en font partie –, mais nous les absorbons pour elles, nous les accompagnons dans ce moment si particulier de leur vie. Les femmes que nous recevons y sont vraiment sensibles, et elles nous envoient régulièrement des courriers pour nous remercier de toutes ces attentions, « ces cadeaux de beauté » que nous avons placés autour d'elles.

# 2. Une fausse urgence ?

Le premier message que je souhaite faire passer aux femmes est le suivant : le cancer du sein n'est pas une urgence chirurgicale, c'est une urgence psychologique. C'est une information fondamentale que l'on explique rarement aux femmes. Quand on vous annonce que vous avez un cancer du sein, en réalité, celui-ci est déjà présent depuis plusieurs années. Il est impossible de détecter à la palpation ou à la mammographie un cancer qui vient tout juste d'apparaître. Ainsi, on estime qu'à l'âge moyen d'apparition d'un cancer du sein, autour de la cinquantaine en France, le cancer standard détecté lors de la mammographie ou de la palpation a commencé à se former il y a trois ou quatre ans. Il y a bien sûr des exceptions, comme le cancer du sein dont la biopsie montre une prolifération très forte. Mais ces cas restent très exceptionnels. La leucémie est une urgence cancérologique parce que la tumeur est sujette à une prolifération très forte, mais pas le cancer du sein classique. Le cancer du sein tue – trop – mais moins que ce qu'on imagine et, surtout, pas tout de suite.

Pourtant, l'annonce d'un cancer du sein fait souvent l'effet d'une bombe. C'est le coup de tonnerre. Le sentiment d'urgence absolue est très fort. De nombreuses femmes se disent alors : « Vite, il faut que je me le fasse retirer tout de suite. » Résultat : bien souvent, elles vont consulter non pas le meilleur chirurgien, mais celui qui peut les prendre le plus rapidement. Un copain chirurgien américain me disait toujours : « Si un médecin peut te voir le lendemain et t'opérer le surlendemain, surtout n'y va pas. Cela signifie qu'il n'est pas surbooké, ce qui n'est pas normal pour un professionnel compétent. » Je suis vraiment d'accord avec cela ! Je vous garantis que si un jour j'ai un cancer, je vais prendre mon temps pour trouver et aller voir le meilleur spécialiste.

Dans ce métier hyperspécialisé de la prise en charge du cancer du sein, les bons professionnels sont surbookés. Ce n'est pas grave, car il n'y a pas d'urgence. En un mois, il ne se passera rien, vous avez le temps de prendre votre temps. Je vais sûrement en faire hurler certains, mais c'est une réalité. Si une femme vient me consulter fin juin en me disant qu'elle part en vacances le 10 juillet et qu'elle doit absolument être opérée avant son départ, je lui réponds qu'elle peut, si elle le souhaite, partir en vacances et que je l'opérerai à son retour. Bien sûr, si la biopsie de sa tumeur montre qu'elle est peu ou pas agressive. Si elle avait fait sa mammographie en septembre, on en serait exactement au même point. Pour qu'un cancer peu proliférant augmente d'un millimètre et que cela soit visible en radio, il faut des mois.

Pourtant, bien souvent, les médecins traitants, les gynécologues ou encore les radiologues entretiennent ce sentiment d'urgence. N'oublions pas que, comme dans tout autre métier, il y a des hyperanxieux. Des confrères m'appellent régulièrement pour m'adresser des femmes à qui l'on vient de détecter un cancer du sein, en me disant qu'il leur faut un rendez-vous « tout de suite ». Quand je leur dis que ce n'est pas une urgence, ils me répondent que la patiente en question est très angoissée. Mais pourquoi est-elle dans cet état ? Le fait qu'ils m'appellent devant elle avec un ton pressant n'y est sûrement pas étranger... Peut-être que s'ils s'adressaient à elle de manière plus posée et plus rassurante, cette patiente serait plus sereine. « Je vous donne les coordonnées d'un spécialiste, vous pouvez l'appeler tranquillement et vous aurez un rendez-vous dans les quinze jours. En attendant, ma secrétaire va transférer votre dossier afin qu'il ait toutes les informations nécessaires. » Le résultat sera le même, mais on aura économisé tellement d'angoisse et de précipitation !

Il faut absolument faire passer cette information aux patientes, mais aussi aux médecins, en particulier aux jeunes médecins : le cancer du sein n'est pas une maladie urgente à un mois, à de rares exceptions près. Dans la quasi-totalité des cas, c'est une maladie très lente qui se développe pendant des mois et des années. Certes, il est nécessaire de faire une biopsie, mais quand celle-ci montre qu'on est dans la forme standard, très largement majoritaire, on a des semaines pour choisir son spécialiste. Si vous avez programmé des événements importants (le mariage de l'un de vos enfants, des vacances en famille), ne les annulez pas ! Aujourd'hui, la société du « tout, tout de suite » s'illustre aussi dans le monde de la médecine. Je veux un médecin « tout de suite » et je veux me faire opérer « tout de suite ». Imaginez que vous demandiez un rendez-vous à votre expert-comptable : si c'est un expert dans son domaine, il sera très pris et il ne va pas pouvoir vous recevoir immédiatement. C'est plutôt rassurant. Il est bien plus efficace d'attendre un peu pour consulter un vrai spécialiste que de voir quelqu'un qui est disponible et va vous opérer deux jours après. J'ai en tête le cas de la femme d'un ami. Celle-ci souffrait d'une tumeur intra-abdominale. Elle est allée rapidement consulter un chirurgien qui l'a opérée. La tumeur était très volumineuse. Le chirurgien a décrété que sa lésion n'était pas extirpable et qu'il fallait qu'elle fasse de la chimiothérapie. Mais la tumeur n'était pas chimio-sensible. En clair, elle ne réagissait pas à la chimiothérapie. En d'autres termes, sans le savoir, le chirurgien la condamnait à mort. Nous avons récupéré son dossier et pu lui obtenir un rendez-vous, trois semaines plus tard, avec LE spécialiste des sarcomes abdominaux. Il l'a réopérée. Huit heures d'opération, il lui a totalement enlevé sa tumeur. On est passé de la mort certaine à la mort possible. Pourquoi ? Parce que le premier chirurgien qu'elle avait consulté n'était pas hyperspécialiste du sarcome abdominal. C'est un cas particulièrement dramatique. Heureusement, dans le cancer du sein, les équipes sont beaucoup plus entraînées. Il est donc important de prendre son temps pour aller voir les meilleurs. En France, ce n'est pas un problème d'argent : les meilleurs, on les trouve dans le public et dans le privé. C'est une chance dans notre pays.

Sachez aussi que vous pouvez demander un deuxième avis. Si vous consultez un professionnel hyperspécialisé dans le sein, que vous êtes en confiance, et que le traitement qu'il vous propose vous semble cohérent, ce n'est pas forcément la peine. Mais rien ne vous en empêche. C'est comme avec un parachute : vous avez un dorsal et un ventral. Normalement, le dorsal suffit, mais vous êtes content de savoir que vous avez un ventral, « au cas où ». Si le dorsal ne vous suffit pas, vous avez toujours une solution de secours. Moi-même, je dis parfois à mes patientes, surtout dans les cas difficiles : « Voici ce que je vous recommande. Mais n'hésitez pas à prendre un deuxième avis. Vous êtes dans une zone grise, ce n'est ni blanc ni noir. » Je leur donne alors les coordonnées de collègues qui sont eux aussi ultraspécialisés en cancérologie du sein. Pour le cancer du sein, deux avis, c'est une bonne chose ; trois, c'est beaucoup ; quatre, c'est vraiment trop.

En général, quand vous consultez un spécialiste du cancer du sein, il a autour de lui une équipe constituée : radiothérapeute, chimiothérapeute, radiologue, généticien, psychologue… La première consultation sert aussi à vous présenter cette équipe. L'équipe est fondamentale : c'est ce travail d'équipe qui nous différencie d'un chirurgien qui opère des hernies ou des fractures du bassin. À l'Institut du Sein Paris, nous avons constitué la *dream team*, l'équipe idéale. Le meilleur à chaque poste. Votre médecin va vous proposer de vous prendre en charge avec les différents professionnels de son équipe, mais vous avez le droit de changer untel s'il ne vous convient pas. Il est très important que chaque patiente se sente en confiance avec tous les membres de l'équipe. Si l'une d'elles dit au chimiothérapeute que cela ne se passe pas bien avec moi parce que je suis toujours en retard – ce qui est absolument vrai ! – je peux le comprendre. À l'Institut du Sein Paris, nous avons constitué une *dream team*, mais avec remplaçants, tous de haut niveau. J'adore le rugby. L'entraîneur de l'équipe anglaise Eddie Jones a dit un jour que les fans de rugby comprendront ce qu'est ce sport quand ils sauront que le rugby ne se joue pas à 15 joueurs plus 7 remplaçants mais à 22.

Quand le cancer du sein vous frappe, notre métier est de constituer autour de vous une garde rapprochée, parfois même sans que vous vous en rendiez compte. Quand je suis passé du service public – qui, je tiens à le répéter, est remarquable en France – au privé, j'ai choisi de constituer cette garde rapprochée pour chaque patiente, comme je le ferais pour moi ou ma famille si le cancer s'invitait à ma table. Dans une structure hospitalière, aussi brillante soit-elle, vous ne pouvez pas changer grand-chose car l'équipe est là, immuable, génération après génération. Les grandes maisons survivent à leurs serviteurs. Ici, à l'Institut du Sein Paris, nous avons choisi chacun des membres avec qui nous travaillons, et la patiente a la liberté de les changer. Tout le monde joue ensemble dans un objectif commun. Ce que l'on a essayé de faire ici, c'est le All-Star Game : rassembler les meilleurs joueurs du pays à chaque position.

La technique chirurgicale, c'est le minimum que l'on doit aux femmes aujourd'hui, en 2020. Que l'on soit dans une équipe de pointe à Paris, Londres ou New York, la technique est à peu près la même partout. Le plus, c'est le contact, c'est là que l'on personnalise le traitement, dans le contact. Or le contact optimal entre une patiente et son équipe de médecins est fondamental. Je ne dis pas que les malades guérissent mieux, mais elles se sentent beaucoup plus épaulées et c'est essentiel pour avancer sur le chemin de la guérison.

Je veux que les femmes soient prises en charge en confiance et par des spécialistes ultracompétents. On est tous persuadés qu'on fait bien notre métier, mais il est plus facile de vous remettre en cause quand vous avez une longue expérience, quand vous n'êtes plus très inquiet sur le fait d'être compétent ou pas, que vous avez suffisamment de recul pour dire que votre personnalité ne convient peut-être pas à toutes vos patientes. Si une patiente décide finalement de se faire opérer ailleurs, je ne peux pas dire que cela m'enchante, mais je n'en suis pas malheureux. Quand j'avais 35 ans, cela me peinait, j'avais l'impression que j'avais raté un truc. Aujourd'hui, je me dis que la seule chose qui compte, c'est qu'elle soit en confiance.

C'est ce que je voudrais qu'on fasse pour moi si un jour il m'arrive quelque chose. Je voudrais pouvoir dire à l'équipe : « Je vous donne les clés de la voiture, et vous conduisez à ma place. » S'en remettre à des professionnels avec qui vous êtes tellement en confiance que vous les laissez vous guider sans discuter, c'est tellement mieux. Il y a quelques années, ma fille a eu un très grave accident. Pendant les premières semaines, je n'ai pas lâché l'équipe médicale qui s'occupait d'elle, car je n'étais pas en confiance. Puis un jour, un médecin a pris les choses en main : j'avais enfin trouvé la personne qui allait s'occuper de mon enfant. Je lui ai laissé les clés car je savais qu'il était le meilleur. Ce que j'ai accepté, très difficilement, de faire pour mon enfant, c'est ce que nous permettons à nos patientes de faire. Leur donner la certitude qu'elles sont prises en charge par des professionnels hyperspécialisés sur lesquels elles peuvent totalement s'appuyer. C'est un point sur lequel j'insiste énormément. Aujourd'hui, les gynécologues ne peuvent pas être bons à la fois en accouchement, en stérilité, en kystes de l'ovaire et en cancer du sein. Tout comme les chirurgiens généralistes ne peuvent pas être les meilleurs à la fois en cancer du sein, en cancer du côlon, en hernie… Ces deux corps de métier vont peut-être me désavouer car ils pensent que, grâce à leur formation, ils sont performants. La formation permet d'être performant à un instant T, mais elle ne permet pas de suivre toutes les techniques et les avancées dans tous les domaines. La médecine avance beaucoup trop vite.

Choisir l'hyperspécialiste du sein, celui qui sera toujours à la page dans un domaine ciblé, c'est essentiel. *A priori*, vous n'aurez qu'un cancer dans votre vie. Cela mérite que vous consacriez un petit peu de temps à choisir le professionnel qui va s'occuper de vous.

# 3. *New York avec toi*[1]

Les consultations pour un cancer du sein, en particulier les toutes premières, sont émotionnellement très chargées. Je peux enchaîner douze heures de bloc opératoire et être en forme le soir, mais après douze heures de consultation, je suis complètement à plat. Il faut dire que l'émotion déclenchée par un cancer du sein n'a rien à voir avec celle générée par un cancer de l'ovaire ou de l'utérus (pour ne parler que des cancers que je connais bien). Et pourtant, le cancer de l'ovaire a un pronostic très mauvais, avec 70 % de mortalité à cinq ans, alors que le taux de guérison pour un cancer du sein est de 80 %, et de 90 % s'il est diagnostiqué à un stade débutant. Dans cette annonce de cancer du sein s'entremêlent les préoccupations : la mort (c'est vrai de tous les cancers), la féminité (ce n'est pas vrai de tous les cancers, y compris du cancer de l'ovaire où la féminité est moins atteinte), l'image de soi (ce n'est pas le cas de tous les cancers internes ou des cancers externes à faible séquelle comme le mélanome), mais aussi la sexualité, la maternité, le vieillissement… Vous obtenez une équation terrible. Le

1. Téléphone, 1984.

cancer du sein est un cancer qui frappe à plusieurs étages. Ce qui n'est pas vrai de cancers finalement beaucoup plus graves : l'émotion autour du sein est supérieure à celle qui pourrait exister autour d'un organe interne, même si ce dernier est vital. La prise en charge psychologique fait donc partie intégrante de la consultation.

Je suis toujours frappé de constater que le cancer du sein chez l'homme, qui a pourtant, globalement, un pronostic plus mauvais que chez la femme car il est dépisté plus tard, a une charge émotionnelle moindre chez les patients atteints que chez les femmes. En moyenne, j'opère trois cancers du sein masculins par an. Lors de la consultation, on ne parle ni de sexualité, ni de reconstruction, ni de masculinité, ni d'image de soi. Pour un homme, c'est un cancer « banal » si je puis dire. J'imagine que c'est différent quand il s'agit d'un cancer des testicules ou de la prostate…

Revenons aux femmes. Tous ces éléments font que le premier contact avec le chirurgien, le parcours médical du cancer du sein commence le plus souvent par la chirurgie – est un moment clé. Pour la patiente, pour moi aussi, et bien sûr pour la relation que l'on va établir. Ce premier moment de rencontre entre la patiente et le chirurgien est primordial : c'est le début du chemin commun ; si vous le ratez, il n'y aura pas de chemin commun… ou il sera laborieux et vraiment difficile.

Lors de cette toute première rencontre, j'ai un coup d'avance. Je prends le pouls de mes patientes dès la salle d'attente. Avec les années, c'est comme si j'avais un logiciel de reconnaissance d'angoisse : la façon dont chaque patiente se tient, si elle est en train de discuter tranquillement avec son conjoint ou si, au contraire, elle s'agite et fait beaucoup de bruit, si elle lit ou au contraire a les yeux dans le vague… Ces divers éléments en disent beaucoup sur l'état psychologique de chacune. Dès la salle d'attente, je repère les femmes totalement angoissées, emmitouflées dans leur manteau, parfois même dissimulées derrière leurs lunettes noires, avec deux ou trois personnes autour d'elles pour leur faire bouclier… Quand j'avais 40 ans, je leur disais en les accueillant en consultation : « Madame, pouvez-vous enlever vos lunettes, s'il vous plaît ? » Aujourd'hui, je ne le leur demande plus, j'ai compris leur détresse. Car mon but premier est de rassurer. Mais comment ? J'utilise une technique que les psys connaissent mieux que nous : aller chercher là où ça fait mal afin d'extirper l'angoisse. « Madame, de quoi avez-vous peur ? » Certaines me répondent « de la mort », d'autres « des traitements »… Cela les aide à stratifier leur peur. Je les comprends : personnellement, j'ai le vertige. Si vous me demandez de monter sur la table, je me décompose. Mais si on me proposait de m'extirper mon vertige, j'adhérerais tout de suite. Ce que j'essaie de faire, c'est de leur extirper leur vertige, car bien souvent, elles arrivent à mettre un mot dessus. Et puis il y a celles qui sont tellement paniquées qu'elles n'y arrivent pas. Il faut alors prévoir deux ou trois rendez-vous de consultation avant de passer à l'étape suivante : l'opération.

Notre première mission en tant que chirurgien est toujours de rassurer. Je le dis régulièrement à mon équipe : quand une femme arrive chez nous avec la mort sur les épaules, il faut qu'elle ressorte avec le sourire. Le Plan Cancer, lui, dit que la mission de la première consultation, réalisée dans un 3C (centre de coordination en cancérologie), est d'établir le plan de traitement, le cadre dans lequel vous devez vous inscrire. Et le médecin, en règle générale, se concentre surtout sur cet aspect technique : quelle chirurgie, quels traitements postopératoires ? Mais quand vous prenez l'avion pour New York, demandez-vous le modèle du moteur de l'avion ? Non, vous voulez juste qu'on vous transporte à New York. Votre but est d'arriver à bon port. Mon équipe et moi, on vous emmène à New York. Il y a des turbulences ? Pas de panique, on gère. Vous avez peur d'avoir mal au dos ? On vous allonge. Vous mangez végétarien ? Il y a des menus spéciaux. On vous emmène à New York en toute sécurité. Et sur le vol, il y a plein de monde pour s'occuper de vous : le pilote, le copilote, l'hôtesse, le steward, l'ingénieur météo…

De la même façon, notre équipe de spécialistes du cancer du sein a pour mission de vous accompagner dans ce grand voyage, de voler avec vous afin d'éviter que vous ne vous écrasiez à l'arrivée. Amateur de sports extrêmes, j'ai vu une vidéo extraordinaire de wingsuit, ces sauts depuis une falaise où l'on est simplement équipé d'une combinaison souple en forme d'aile. Une femme saute avec son amoureux pour la première fois. Il l'emmène au bord de la falaise, ils sautent tous les deux et ils volent côte à côte jusqu'à l'arrivée. Elle arrive saine et sauve en bas et à l'atterrissage, leur échange de regards est merveilleux. Quand vous êtes accompagné lors de cette plongée dans le vide par quelqu'un, que vous voyez qu'il vole, vous comprenez que vous n'allez pas tomber. Nous faisons la même chose avec ces femmes auxquelles on annonce un cancer du sein : vous avez l'impression que la terre s'ouvre sous vos pieds, mais ne vous inquiétez pas, nous sommes là, à vos côtés. Notre travail, c'est de voler avec vous et même de combler la piste d'atterrissage pour vous éviter de vous écraser.

Le but de la première consultation, en plus d'exercer notre expertise, est aussi de parler à ces femmes de leur avenir, de leur vie trois ans plus tard. Leur vie ne s'arrête pas ! Dès notre première rencontre, je dis toujours à mes patientes « dans trois ans » ou « dans cinq ans ». Quand elles viennent avec leur fille ou leur fils, je leur parle de leurs petits-enfants ou de leurs futurs petits-enfants… Car se dire qu'il n'y a pas d'avenir, c'est sûrement ce qu'il y a de pire, et pas seulement pour les malades, pour nous tous. J'ai récemment reçu une femme qui me disait : « Vous allez m'enlever le sein ? Mais, docteur Clough, je marie ma fille dans deux mois… » « Madame, je vais vous reconstruire le sein tout de suite. Commandez votre robe, dans deux mois, vous serez en décolleté ! » Je reçois régulièrement des photos de femmes qui sont au mariage de leur fille en robe décolletée, ou même sur la plage, trois mois après leur ablation avec reconstruction… C'est pour moi une drogue dure. Elles ont franchi ce cap, elles sont les héroïnes.

Mon associée, le docteur Isabelle Sarfati, a une très belle façon de le dire : « Ce n'est pas le cancer qui prend le pas sur vous. » En d'autres termes, vous n'êtes pas esclave de votre cancer, l'assistante de votre cancer. Votre cancer, c'est une gueuse qui vous tombe dessus, mais ce n'est pas pour autant qu'il va désormais décider de toute votre vie. Il faut arrêter de penser que vous devez annuler vos prochaines vacances en famille ou l'anniversaire de votre fils parce que votre cancer « veut » que vous vous fassiez opérer. Notre objectif en tant que médecins est que vous vous sentiez protégée, accompagnée mais pas captive. Souvent, les femmes se sentent prisonnières de leur maladie. Chaque jour, à l'Institut du Sein Paris, nous essayons de faire en sorte que les femmes soient actives dans leur maladie. Sinon elles subissent tout : les rendez-vous, les médecins, les horaires… Quand vous faites de ce parcours un choix, vous l'acceptez beaucoup plus. Vous n'êtes pas victime de votre maladie, et objet d'une chaîne de santé, comme si vous étiez sur une chaîne de montage. Vous faites un grand voyage, mon équipe et moi, on vous accompagne en commando pour vous amener de l'autre côté, à *New York avec toi.*

Je vais vous dire aussi qu'il est très important de garder votre travail si c'est quelque chose d'essentiel dans votre vie. L'Institut du Sein Paris soigne en ce moment plusieurs comédiennes ou présentatrices télé qui ont une émission quotidienne. Elles sont en chimiothérapie ou en radiothérapie, et chaque jour, vous pouvez les voir assurer leur programme. Elles continuent à faire leur travail devant des millions de téléspectateurs sans que personne ne soit au courant de leur maladie. Si vous aimez ce que vous faites, le cancer n'est pas un motif pour arrêter de travailler. Si votre travail participe à votre énergie vitale, continuez à y aller. Nous essayons au maximum de maintenir nos patientes dans un flux de vie, en éloignant le plus possible le crabe et ses conséquences destructrices. De manière très concrète, la chirurgie n'empêche pas de travailler ; prévoyez simplement une période de réadaptation de quinze jours à deux mois. La radiothérapie non plus n'empêche pas de travailler. Dans certaines entreprises, on vous met à pied pendant neuf mois quand vous avez un cancer du sein. C'est la double peine. Nous, au contraire, on vous redonne vos deux pieds. Vous pouvez les utiliser pour aller travailler. On peut aussi envisager un mi-temps thérapeutique, afin que vous ayez davantage de temps pour vous occuper de vous, c'est une affaire de choix. Si un jour le crabe me tombe dessus, je voudrais que quelqu'un me dise : « Pas de problème, tu vas continuer à consulter, à enseigner et probablement à opérer. » Si votre travail participe à votre « moi », pourquoi vous l'enlever ? Surtout si, en plus, on vous enlève un sein, c'est-à-dire un peu de votre moi ! Mon métier, c'est de vous accompagner dans le chemin que vous aurez choisi.

# 4. Un accident de la vie

L'annonce d'un cancer du sein est un moment tout à fait particulier. Mes patientes décrivent toujours cette impression que la terre s'ouvre sous leurs pieds. Qu'elles plongent dans le vide. Ce que je leur dis à toutes, à ce moment très particulier de l'annonce, c'est que le cancer est un accident de la vie. Il existe de nombreuses sortes d'accidents de la vie : des accidents de la route, des événements dramatiques qui peuvent arriver à vos enfants, le fait de perdre des parents, des proches… Le cancer est l'un de ces accidents, et pourtant la vie continue. J'oserais même dire qu'il est « normal » d'avoir un cancer. Aujourd'hui, un homme sur neuf fait un cancer de la prostate, une femme sur huit fait un cancer du sein, une personne sur trois va développer un cancer dans sa vie. Finalement, c'est horrible à dire, mais avoir un cancer, c'est dans l'ordre des choses « normal » parce que la population vieillit et parce qu'on dépiste plus les cancers. De temps en temps, je pense aux gardiens de phare au milieu de la tempête. Le cancer du sein, c'est mon métier. Je trouve cela « normal » qu'il y ait des vagues. Je ne dis pas que c'est bien, et le jour où je ferai un cancer, je trouverai cela moi aussi terrible. Mais il n'empêche que le cancer fait partie des accidents de la vie. Cela ne veut pas dire qu'en sachant cela, vous allez mieux guérir. Quoique, si vous vous dites que c'est un accident de la vie possible, vous allez vous faire davantage dépister. Au passage, j'aimerais vous dire quelques mots sur cette question aujourd'hui polémique. Le dépistage est un progrès énorme, incontestable. Je suis terrifié par les femmes qui ne se font pas dépister, tout autant que par les personnes qui ne mettent pas leur ceinture de sécurité. Le dépistage fait baisser la mortalité par cancer du sein. Il permet aussi de découvrir les tumeurs à un stade plus précoce, ce qui entraîne des traitements infiniment moins lourds, qu'il s'agisse de la chirurgie ou des traitements médicaux. Toute mesure qui permet de dépister un cancer tôt est donc une mesure primordiale. Le dépistage reste la meilleure façon de ne pas mourir du cancer. Mieux dépister permet de mieux traiter (avec moins de souffrances, moins de privations, moins de mutilations, moins de pertes de cheveux...) et de mieux guérir. Bref, si vous vous dites que le cancer du sein est un accident de la vie, le dépistage vous apparaîtra comme une mesure de prévention bien utile. En revanche, si vous vous dites que c'est une punition divine, vous n'allez rien faire.

Le cancer est d'autant plus un accident de la vie que chaque jour, nous guérissons de milliers de cancers. « Certains disent que nous guérissons de 10 000 cancers tous les jours, expliquait le professeur Thomas

Tursz, cancérologue et chercheur, qui fut directeur de l'institut Gustave-Roussy pendant seize années. C'est une maladie qui a toujours existé chez tous les animaux qu'on appelle eucaryotes, c'est-à-dire qui ont plusieurs cellules, qui se divisent. Le cancer est l'accumulation d'anomalies des gènes au cours de ces divisions cellulaires[1]. » Chaque individu est constitué de près de 50 000 milliards de cellules, organisées en tissus qui eux-mêmes forment les différents organes. Chaque jour, les cellules se renouvellent – des milliers de cellules se multiplient et d'autres meurent. C'est un processus indispensable à la vie. Lors de cette multiplication cellulaire, sous l'effet de différents facteurs, des petites anomalies peuvent survenir. Heureusement, il existe de nombreux systèmes permettant de les réparer et de sauver la cellule. Ce processus a été découvert par Tomas Lindahl, prix Nobel de chimie en 2015. Sans ces systèmes de réparation, l'espèce humaine et toutes les autres espèces auraient disparu. Et comme le soulignait le professeur Tursz, ce sont aussi ces mutations qui permettent l'évolution, et donc l'adaptation de certains gènes. Mais parfois, les systèmes de réparation ne fonctionnent plus ou fonctionnent mal. La cellule peut alors continuer à se multiplier et devenir incontrôlable, ce qui conduit à la formation d'une tumeur. « Le fait d'être devenus des organismes évolués, ayant une certaine durée de vie, chez lesquels les multiplications cellulaires sont nombreuses, augmente les

1. « Le cancer, un fléau vieux comme la vie », émission d'Hélène Combis, 6 septembre 2016, www.franceculture.fr

risques de ces mutations, analysait le professeur Tursz. Heureusement, il ne faut pas une seule mutation, mais entre cinq et dix mutations dans la même cellule pour qu'elle devienne cancéreuse[2]. »

Par ailleurs, le cancer du sein recouvre des entités très différentes, du petit cancer du sein guéri à 95 % au cancer gravissime dont le risque de mortalité est de 50 %. Mais ces cancers à très mauvais pronostic sont exceptionnels. Malgré cela, quand on leur annonce un cancer, les femmes pensent tout de suite, en grande majorité, au cancer à 50 % de mortalité. Elles ne pensent jamais au petit cancer, celui qui, pris en charge tôt, est guéri à plus de 90 %. Seules les femmes plus âgées, peut-être grâce à la maturité apportée par la vie, peuvent relativiser et prendre du recul.

Or le cancer, c'est comme l'accident de moto. Quand vous avez un accident de moto, vous pouvez mourir, vous pouvez rester tétraplégique, vous pouvez être amputé d'un bras ou d'une jambe, vous pouvez vous casser un membre ou des côtes, vous pouvez vous ouvrir le crâne, ou vous pouvez tout simplement abîmer la carrosserie et vous en sortir sain et sauf après une longue glissade sur la route. La réalité de l'accident de moto, c'est tout cela. Et le cancer du sein, c'est exactement pareil. Notre mission, en tant que médecins, c'est de vous faire comprendre que, dans la grande majorité des cas, vous allez faire une grande glissade. Nous, on sera

2. *Ibid.*

là, à vos côtés, pour éviter qu'une voiture ne vous roule dessus et que vous finissiez dans le fossé. Bien sûr, on ne peut jamais oublier celles qu'on n'a pas pu guérir, mais il est important que vous sachiez que le plus probable – et de très loin – c'est que vous allez guérir.

Je ne suis pas un gourou, mais aujourd'hui, je dis à toutes mes patientes – du moins à celles dont le cancer sera guéri avec une probabilité de plus de 80 % – que, certes, elles vont faire une grande glissade ou un saut dans le vide, mais que, après cet accident de parcours, peut-être qu'elles vont en retirer quelque chose. C'est le cas dans tous les accidents de la vie. Après ce qui est arrivé à ma fille, je pense que je suis différent. Je suis plus en résonance avec les humains, plus proche de leurs peurs, mais aussi convaincu que la glissade peut se terminer sans dégât majeur.

# 5. Pourquoi moi ?

Après la plongée dans le vide, la question qui arrive immanquablement, c'est « Pourquoi ? ». Aujourd'hui, toutes les femmes ou presque me posent la question à chacune de mes consultations – ce qui n'était pas le cas quand j'ai démarré ce métier il y a trente ans. Cette question arrive presque au premier plan. On n'a pas de réponse, sauf dans les exceptionnels cancers génétiques liés à une mutation d'un gène prédisposant au cancer du sein. Ces mutations touchent 1 % de la population, et 7 % des femmes atteintes d'un cancer du sein. Elles sont donc rares. Pour les 93 % restants, on ignore la cause du cancer. Certes, il y a des pistes, mais qui expliquent une petite partie du phénomène seulement. Des études passionnantes[1] démontrent que plus de 30 % des cancers du sein seraient évitables, car ils sont essentiellement liés à de mauvaises habitudes de vie. En première ligne : l'alcool, le tabac, la surcharge pondérale et la sédentarité. À la question

1. *Les Cancers attribuables au mode de vie et à l'environnement en France métropolitaine*, Centre international de recherche sur le cancer (CIRC), Lyon, 2018. Le rapport complet est consultable sur le site du Global Cancer Observatory *via* le lien suivant : https://gco.iarc.fr/includes/PAF/PAF_FR_report.pdf

« Pourquoi ? », on peut donc répondre dans 7 % des cas (les formes génétiques de cancers du sein), et on ne peut pas dans 93 % des cas. Sur ces 93 %, on pense que 30 % seraient évitables. Attention, cela ne veut pas dire que les femmes qui ne fument pas, qui ne boivent pas d'alcool, qui ne sont pas en surcharge pondérale et qui font régulièrement du sport n'auront pas de cancer du sein. Chaque semaine, je reçois des femmes en sanglots qui me disent : « Ce n'est pas juste, docteur ! Je fais cinq heures de sport par semaine, je ne fume pas, je ne bois pas ! » C'est vrai que c'est une immense injustice, mais c'est tout le problème des statistiques. Si vous roulez avec une ceinture de sécurité, vous avez moins de risques de mourir. Mais vous pouvez quand même mourir si vous portez une ceinture de sécurité. À l'inverse, certaines personnes roulent encore sans ceinture de sécurité à 140 km/heure et n'ont jamais d'accident… Reste que, statistiquement, la population qui roule à 90 km/heure avec une ceinture est plus protégée. Il en est de même pour le cancer du sein : si vous faites attention à votre mode de vie, vous réduisez votre risque de cancer du sein.

Dans l'immense majorité des cancers du sein, nous n'avons donc pas de réponse à la question « Pourquoi ? ». On ne connaît pas non plus les causes de la leucémie. Ni celles des cancers de l'enfant, ou encore celles des cancers des ovaires ou de l'utérus. Mais bizarrement, la question du « pourquoi » est beaucoup plus présente quand il s'agit du cancer du sein. Comme si le sein cristallisait la recherche de la cause, sûrement en raison de sa symbolique particulière.

Autrefois, quand on ignorait les causes des catastrophes naturelles, on attribuait leur survenue aux dieux. Depuis l'aube de l'humanité, l'homme cherche une cause aux événements négatifs. Et il fut même prêt à faire des sacrifices – un animal, son ennemi, voire son enfant – pour que cela ne se reproduise pas ! Aujourd'hui encore, face à un événement que l'on juge « non naturel », on cherche des causes. Selon certaines femmes que je reçois, Dieu est ainsi à l'origine de leur maladie. Celles qui pensent qu'il s'agit d'une punition divine ne me parlent jamais du stress comme facteur déclencheur. En revanche, elles pensent que comme c'est Dieu qui leur a envoyé la maladie, c'est aussi Dieu qui va les guérir. D'autres, elles, me parlent de nouveaux dieux : le dieu Stress ou le dieu Alimentation. Selon elles, ce sont eux qui sont la cause de leur maladie. Pour eux aussi, elles sont prêtes à faire des sacrifices, à changer totalement leur mode de vie, parfois de manière ultraradicale, voire à sacrifier leurs deux seins, qui est le sacrifice physique ultime.

Il est intéressant de noter que cette obsession de la recherche de la cause est très largement culturelle. J'ai la très grande chance d'opérer et de donner des cours sur tous les continents, et donc de rencontrer des patientes de tous les pays. J'ai constaté que l'approche du cancer du sein est extraordinairement différente selon l'endroit où l'on vit. Je ne parle pas des différences interpersonnelles dans une société comme la

France, où toutes les femmes baignent dans les mêmes sources d'informations, qu'elles soient d'un milieu aisé ou défavorisé. Dans ce qu'il est convenu d'appeler notre héritage judéo-chrétien, la culpabilité est très présente, y compris en ce qui concerne le cancer du sein : « Mais pourquoi moi ? », « Qu'est-ce que j'ai fait de mal ? » En Asie, par exemple, la question ne se pose pas ainsi. Bien sûr, aujourd'hui, en raison de la mondialisation et d'Internet notamment, les réflexions s'uniformisent un peu, mais cette question des causes n'est pas au premier plan. Il n'y a pas cette obsession de la recherche de la cause. En Afrique du Nord, les femmes ne cherchent pas non plus la cause de leur cancer. C'est le destin, *« mektoub »*, un accident de la vie. Je crois qu'elles ont raison de voir cette maladie de cette façon, car cette recherche de la cause, jamais aboutie, parfois obsédante, prend souvent trop de place et bien trop d'énergie. Quand ma fille a eu un accident grave, on s'est bien sûr demandé pourquoi, mais on n'a pas passé tout notre temps à chercher les coupables, les responsables. Pendant qu'elle allait mal, on s'est entièrement focalisés sur elle, avec un seul but : la sortir de là en la confiant aux meilleurs médecins. J'imagine que cela a aussi contribué à sa guérison. Bien sûr, à l'échelle cellulaire, il y a toujours des causes, mais en matière de cancer du sein, elles sont encore inconnues et pas liées au sucre ni à la pollution. En tant que médecin, il faut savoir dire qu'on ne sait pas. Et ce n'est pas parce que l'on ne sait pas qu'il faut inventer. Malheureusement, cette approche n'est pas séduisante et l'inconnu reste un bon terreau pour les idées simplistes.

Plus je vieillis, plus je pense que le cancer du sein est un accident de la vie dont on se sort souvent plutôt pas mal, et qui ne doit pas figurer dans la liste des punitions inattendues et injustes. Je ne suis pas philosophe, mais finalement ne faut-il pas vivre avec l'idée qu'on peut avoir un cancer comme avec l'idée qu'on est mortel ? Bien sûr, on fera tout pour l'éviter – ou, en ce qui concerne la mort, pour en retarder l'échéance le plus possible – mais ne faut-il pas vivre en se disant que c'est une possibilité de la vie ? Je vais faire en sorte de mettre toutes les chances de mon côté pour l'éviter, sans prendre de décision radicale, mais je garde en tête que cela peut m'arriver. Alors, le jour où cela m'arrive vraiment, l'impact sera beaucoup moins terrifiant. Si je sais aussi que ce n'est pas de ma faute, l'impact sera, là encore, moins destructeur.

C'est terrible la culpabilité. C'est une réelle souffrance. Une souffrance supplémentaire qui s'ajoute à toutes celles qui sont directement liées à la maladie. Notre métier, en tout cas notre métier tel que nous l'envisageons et l'exerçons ici à l'Institut du Sein Paris, c'est de guérir en gommant le plus de souffrances possible. Nous passons énormément de temps, et consacrons beaucoup d'énergie à l'amélioration de la prise en charge des femmes. Cela concerne bien sûr d'abord la partie chirurgicale, qui est notre cœur de métier : notre objectif est de sauver le sein chaque fois que c'est possible, même si on vous a dit ailleurs que ce n'est pas possible, ou de reconstruire le sein systématiquement… Mais notre but est aussi de réduire la souffrance physique, tout autant que la souffrance psychique. Nous mettons en place de manière systématique des protocoles antidouleur qui permettent aux patientes opérées de retrouver rapidement le sourire. Il y a vingt ans, lors de ma visite du soir après une opération lourde, j'osais à peine entrer dans la chambre de certaines patientes. Certaines souffraient, et toute leur famille, angoissée, me regardait comme si je l'avais torturée. Aujourd'hui, même les patientes qui subissent une chirurgie de cinq heures avec ablation des deux seins et reconstruction immédiate m'accueillent le soir avec le sourire ! Je fais la même chirurgie, et les femmes sourient. C'est une victoire extraordinaire ! Cette différence est le résultat de deux paramètres : l'expérience du chirurgien, qui va grandissant avec les années, mais aussi la pratique systématique d'une anesthésie locale à la fin de l'opération afin d'éviter toute douleur postopératoire. Notre but est que nos patientes traversent le cancer en disant : « Même pas mal. » Vraiment.

La meilleure façon d'enlever cette culpabilité qui ronge les femmes, ce serait donc de se convaincre que ce cancer fait partie des événements attendus et pas si rares de la vie. La plupart du temps, on ne sait pas à quoi c'est dû, et vous pouvez simplement en diminuer le risque en agissant sur les facteurs de risques connus (le tabac, l'alcool, la sédentarité et le surpoids). Et c'est tout ! Je pense à toutes ces pauvres femmes qui arrêtent de manger du sucre voire qui ne mangent plus rien du tout ou qui s'imposent du sport à outrance ! Il y a vingt ans, cela n'existait pas. Alors, quelle sera la prochaine étape ? L'enfermement dans un caisson en glace en Alaska pour nettoyer le corps ? Ne riez pas, cela existe déjà…

# 6. La fabrique des croyances

Cette recherche de la cause, du « pourquoi moi ? » et du « qu'ai-je fait de mal ? » est d'autant plus fascinante que cette quête se nourrit non pas *via* les canaux scientifiques habituels, à savoir les études, mais *via* un amas d'informations que j'appelle de la « pseudo-science ». Des articles ou des livres intelligemment construits, parfaitement écrits, qui viennent étayer des hypothèses qui, pourtant, n'ont jamais été validées par une quelconque étude clinique ! Il y a une vingtaine d'années, on a décrété que le kiwi était un anticancer – conclusion qui a même été, à l'époque, validée par un médecin très connu ! En consultation, nous avons alors vu arriver des femmes qui passaient leurs journées à manger des kiwis… Ensuite, on a accusé les déodorants et leurs sels d'aluminium. Pendant dix années, j'ai vu à ma consultation des femmes magnifiques… qui puaient sous les bras. On venait de leur annoncer qu'elles avaient un cancer du sein, elles avaient arrêté de mettre du déodorant et en plus elles avaient peur, émotion qui engendre elle aussi une odeur tout à fait particulière. Il y a aussi celles qui arrivent en consultation et qui m'expliquent que ce cancer du sein, c'est de leur faute : « Docteur, j'ai pris la pilule pendant vingt ans… Après, j'ai fait des stimulations ovariennes parce que je n'arrivais pas à avoir d'enfant. » Je leur réponds tout d'abord que la pilule n'augmente pas le risque de cancer du sein, et qu'il faut ensuite qu'elles s'ôtent de la tête l'idée qu'il faut bien payer le fait d'être infertile. 12 % des femmes ont un cancer du sein, qu'elles soient fertiles naturellement ou qu'elles aient suivi des traitements pour avoir un enfant !

Ces vagues ne sont pas encore retombées et voilà qu'aujourd'hui, c'est le sucre qui est pointé du doigt. Or, pour réellement montrer les effets cancérigènes du sucre, il faudrait pouvoir le retirer totalement de l'alimentation afin de l'étudier. C'est extraordinaire car aujourd'hui, la médecine est basée sur les preuves – avant de commercialiser un médicament, il faut le tester pendant dix ans et sortir des dizaines de publications – mais en même temps, on a l'impression que toutes les hypothèses sont bonnes et peuvent être reçues sans aucune validation. Or, si vous interrogez les spécialistes des liens entre alimentation et cancer, ou encore stress et cancer (je parle ici des vrais spécialistes, ceux dont c'est le métier, les chercheurs qui passent leur vie entière à faire des analyses scientifiques rigoureuses et pas ceux qui, pour étayer une hypothèse à la mode, publient un livre qui va dans le sens du goût du moment, truffé d'arguments séduisants mais sans aucune validité scientifique), tous vous diront la même chose : il n'existe aucun lien démontré entre un paramètre alimentaire spécifique (sucre, graisses…) et le cancer du sein. Il n'y a rien que vous devez retirer de votre alimentation ou que vous pouvez ajouter pour prévenir ou guérir le cancer du sein.

L'autre soir, j'étais invité à un dîner parisien, en compagnie de personnes tout aussi brillantes les unes que les autres. Lorsque j'ai dit que j'étais cancérologue spécialiste du cancer du sein, c'est formidable toutes les solutions qu'on m'a proposées pour guérir les femmes et prévenir le cancer du sein ! Tout le monde avait son idée sur la question. Une dame, par ailleurs très intelligente, m'a expliqué pendant plus de dix minutes qu'on devrait envoyer toutes les patientes en Inde pour se détoxiquer de la chimiothérapie entre les cures. Le tout avec un tel sérieux et un tel aplomb qu'elle aurait pu accepter d'écrire un chapitre entier de ce livre. Elle avait, selon elle, toutes les preuves que la détoxication du corps est non seulement bénéfique, mais en plus qu'elle permet de mieux tolérer la chimiothérapie. En réalité, c'est exactement le contraire : les produits de chimiothérapie sont conçus pour continuer à agir et à tuer les cellules cancéreuses entre les cures. Être actif dans sa maladie ne veut pas dire se fier à n'importe quel gourou, ou à des solutions miracles qui n'ont pas été évaluées scientifiquement. Ce que vous prenez en parallèle de votre traitement, qu'il s'agisse d'homéopathie, d'acupuncture, de phytothérapie, peut vous être bénéfique. Mais il ne s'agit pas de dire que c'est cela qui va vous guérir, car c'est à double tranchant. Le premier, c'est que cela pourrait vous inciter à stopper votre traitement. Et le second, c'est que tout le monde ne peut pas s'offrir ces solutions.

L'ashram en Inde, il faut pouvoir se le payer ! Quelle culpabilité supplémentaire pour celle qui n'en a pas les moyens !

L'anecdote qui suit illustre bien, elle aussi, comment une (fausse) croyance peut se construire autour d'une maladie, en l'occurrence autour d'un autre cancer féminin, le cancer de l'utérus, mais le phénomène est le même pour le cancer du sein. Lors d'une conférence que je donnais au Maroc, une femme s'est approchée de moi en se présentant comme psychologue spécialisée dans la prise en charge des cancers féminins. Elle me raconta que lors de ses consultations, elle recevait de nombreuses femmes souffrant d'un cancer de l'utérus, et de nombreuses femmes frustrées dans leur vie sexuelle car mariées très jeunes, avec des hommes choisis non pas par elles, mais par leur famille. Avec une confiance incroyable, elle m'expliqua alors que la frustration sexuelle de ces femmes avait un impact délétère sur les cellules de leur utérus, causant leur cancer. Selon elle, le cancer était donc pour toutes ces femmes une façon d'exprimer leur désarroi. Existe-t-il une seule étude montrant un lien entre les deux ? Pas la moindre. Comment, par ailleurs, justifiait-elle que toutes les femmes frustrées sexuellement qu'elle recevait n'étaient pas toutes atteintes d'un cancer de l'utérus ? Aucune réponse non plus. Et pourtant, cette psychologue ne cessait de relayer son message dans diverses conférences médicales. Elle était persuadée d'avoir raison et qu'elle aurait pu écrire un livre consacré à ce sujet. Le danger de ce genre de pratique est que, à force d'entendre ce message, les gens sont prêts à y croire ! C'est ainsi que se bâtissent les mythes.

Je ne suis ni paranoïaque ni manichéen. Je suis avant tout un scientifique, et j'ai passé ma vie à analyser et à enseigner. Une personne m'a un jour fait remarquer que toute cette pseudo-science bénéficie sûrement à quelqu'un, très certainement à tous ceux qui sur les plateaux télé la défendent car cela leur donne une résonance. Mais une chose est sûre : si vous regardez ce qui est démontré, le changement d'un paramètre de votre alimentation ne changera pas votre risque de cancer du sein. Si vous êtes obèse et que vous maigrissez, vous allez diminuer votre risque, mais ce n'est pas parce que vous supprimez le sucre ou les graisses, c'est parce que les personnes obèses présentent un risque plus élevé de cancer du sein que les personnes non obèses.

Le problème est que cette quête des causes prend beaucoup de place, de temps et d'énergie. Et qu'elle peut donner lieu à des conduites extrêmes. Diminuer un peu sa consommation de sucre, changer ses habitudes quotidiennes pour aller vers du mieux-être, pourquoi pas ? Mais faut-il vraiment avoir un cancer du sein pour prendre cette décision ?

Dans les faits, je vois parfois arriver à l'Institut du Sein des patientes complètement épuisées par le régime alimentaire qu'elles s'imposent. Il y a quelque temps, j'ai revu une patiente que j'avais opérée un an plus tôt. À l'époque, elle éprouvait une panique absolue face à la maladie, une véritable terreur. Un an après, elle était toujours aussi angoissée. Elle avait perdu 12 kilos. Et m'expliquait qu'elle avait retiré de son alimentation tout ce qui lui faisait, selon elle, du mal : tous les sucres, la viande, les fritures... Elle était persuadée que si elle mettait quelques grammes de sucre dans sa bouche, elle allait mourir. « Docteur Clough, vous savez, on ne mange plus rien à la maison », m'a dit son mari. Même leurs enfants suivaient le même régime car elle ne voulait pas qu'eux aussi « attrapent » un cancer ! Je suis totalement effaré par ces attitudes extrêmes qui n'ont aucune validation scientifique. C'est un peu comme si vous étiez face à un moteur d'automobile très complexe et que vous entendiez un petit bruit, signe qu'il y a un problème. Cela peut être n'importe quoi, vous n'en avez pas la moindre idée. Et vous décidez de verser un peu d'huile sur le moteur en vous disant que le bruit va disparaître. En d'autres termes, vous décidez de votre propre chef d'appliquer un changement de comportement sans aucune démonstration de son utilité, basé sur une croyance simpliste. Je pense encore une fois à cette malheureuse fille qu'on a immergée dans un caisson de glace en Alaska pour réduire son risque de cancer du sein... Il y a un bruit dans le moteur ? On vous immerge dans un caisson de glace en Alaska. Cela peut prêter à sourire, mais finalement, la modification drastique des comportements est du même ordre.

Je pense aussi à cette amie médecin qui a eu un premier cancer du sein à l'âge de 42 ans. Ce cancer a changé sa vie. Dans tous les sens du terme. Elle a vu passer la mort de près. Après cela, elle a décidé de modifier totalement son alimentation, et de faire deux heures de sport par jour. C'est devenu pour elle une véritable addiction. Il y a quelques semaines, elle est revenue me voir en sanglots car on lui a découvert un cancer du sein de l'autre côté. Elle était totalement démolie.

« Je ne comprends pas, lui ai-je dit, ton premier cancer, il était plutôt mauvais. On t'a tout fait, des rayons, de la chimio, et j'ai sauvé ton sein. Cette fois, tu as un petit cancer de rien du tout, il fait 5 millimètres, je vais te l'enlever en ambulatoire, tu fais un peu de radiothérapie et c'est fini, tu es guérie.

— Mais, Krishna, m'a-t-elle répondu, j'ai changé ma vie pour que cela ne se reproduise pas ! Mais qu'est-ce que j'ai fait de mal ? Je pensais que cela ne reviendrait jamais ! »

Sa culpabilité était énorme, mais il est impossible, malgré tous les changements que l'on peut mettre en place dans sa vie, d'être sûr à 100 % que le cancer du sein ne se reproduira jamais. Je me répète, mais le cancer du sein est une maladie possible qui, lorsqu'elle est prise tôt, est guérie dans 90 % des cas. C'est un accident possible de la vie, pas une punition.

Ce qui me choque le plus dans le courant de pensée actuel, c'est cet absolutisme. On pose de nombreux interdits, basés sur des pseudo-preuves, enfourchant les modes l'une après l'autre : le kiwi, le sucre, les caissons de glace… On est dans la notion judéo-chrétienne de péché ! Franchement, l'épreuve du cancer se suffit à elle-même, pas la peine de croire, en plus, que vous avez péché. Comme le dit le professeur Maurice Tubiana, qui fut un éminent cancérologue, « de tout temps, l'homme a cristallisé son angoisse existentielle sur une maladie. Il est tellement plus confortable d'avoir peur d'une maladie, dont on peut espérer qu'elle sera vaincue, que de la mort, du néant, que l'on sait inéluctable et que l'on veut oublier[1] ». Autrefois, c'était la lèpre, puis la peste, la syphilis, la tuberculose, le sida ; aujourd'hui, c'est le cancer. « L'histoire montre que la maladie qui symbolise le destin n'est pas choisie au hasard, analyse le professeur Maurice Tubiana. Elle doit, bien entendu, être cause de morts fréquentes, mais ce n'est pas nécessairement la plus meurtrière qui est élue. Les maladies cardio-vasculaires, qui sont pourtant depuis un siècle la première cause de décès, n'ont jamais acquis ce contenu symbolique[2]. » Aujourd'hui, on se focalise sur le cancer, on y ajoute de fausses croyances, l'idée d'une punition, des tas de choses qui, en réalité, n'ont rien à voir avec le fait que des mutations se produisent dans vos cellules, que ces mutations entraînent une modification du comportement cellulaire, laquelle aboutit à une prolifération qui prend le pas localement sur le renouvellement des cellules normales. Avant d'imaginer que c'est le stress, le harcèlement professionnel ou le fait que vous avez mangé

1. Maurice Tubiana, *La Lumière dans l'ombre : Le cancer hier et demain*, Odile Jacob, 1991.
2. *Ibid.*

trop de sucre qui aboutit à cet ensemble de mutations entraînant à la cancérisation, il faut descendre loin dans l'échelle de la biologie moléculaire. Mais, comme le dit le professeur Maurice Tubiana, « les faits détruisent rarement les mythes. Ils peuvent même les conforter, car l'esprit prévenu sélectionne parmi toutes les informations celles qui vont dans le sens de ses croyances[3]». Et voilà, plus jamais de sucre, qui « nourrit » le cancer. Ça paraît évident… et pourtant c'est faux !

Que vous décidiez de perdre un peu de poids, de faire quelques efforts pour rééquilibrer votre alimentation et un peu plus de sport, parfait ! Cela ne peut que vous être bénéfique, y compris pour la santé de vos muscles, de vos os, de votre cœur… Mais à quoi riment ces comportements coercitifs, à part créer une fatigue supplémentaire ? Or, quand on a un cancer du sein, il ne faut surtout pas être fatiguée. Franchement. C'est délétère car vous supporterez moins bien les traitements. Le meilleur conseil à donner à une femme qui a un cancer et qui va bien, qui a une alimentation normale, même si elle mange des gâteaux tous les jours, c'est : « Continuez à manger vos gâteaux ! » Le gâteau ne nourrit pas le cancer. L'éclair au chocolat ne nourrit pas la cellule cancéreuse. On fait aujourd'hui le lien entre obésité et cancer du sein en raison de l'hyperœstrogénie. En d'autres termes, ce sont les œstrogènes sécrétés par la graisse qui élèvent le niveau hormonal, augmentant ainsi, après des décennies, et pour certaines seulement, le risque de cancer du sein. Ainsi,

3. *Ibid.*

les grandes obèses voient leur risque de cancer augmenter légèrement parce qu'elles ont davantage de graisse. Mais ce n'est pas le sucre qui donne le cancer. Et ce n'est pas le sucre qu'on enlève qui étouffe la cellule cancéreuse. Donc, stop aux conduites dangereuses, ce serait risible si ce n'était pas si répandu.

Une femme à qui l'on vient de découvrir un cancer du sein doit avoir une priorité : rester en forme, et non tout changer dans sa vie. Si vous ne faites pas de sport, ne vous y mettez pas tout de suite à outrance. Ce n'est pas le moment. Soyez en forme parce que vous allez passer quelques semaines à quelques mois avec vos médecins pendant votre traitement, et parce que vous ne devez pas être fatiguée.

La recherche de la cause vous éloigne de la vérité. La vérité, c'est votre but : sortir de là, vivante, le moins abîmée physiquement, et le moins blessée psychiquement, avec si possible la vision que c'est un événement qui peut changer votre vie en positif.

Bien sûr, quand les facteurs de risques sont évidents (par exemple, si la patiente fait 80 kilos pour 1,60 mètre), je vais lui faire comprendre qu'il est préférable de perdre du poids. Mais attention, pas tout de suite. Surtout pas tout de suite ! Ce n'est pas le moment. Tout est mis sur le même plan d'urgence. L'urgence, c'est de sortir de là. Pour le moment, on vous accompagne sur le chemin de la guérison, et ensuite on verra. C'est trop compliqué de se battre contre un cancer et, en même temps, de tout changer dans sa vie. Je vois parfois arriver à ma consultation des femmes épuisées, qui ont perdu 8 kilos parce qu'elles ont arrêté le sucre. Et aussi la viande, parce que ce n'est « pas bon ». Et qui ne mangent plus que des légumes. Je ne peux pas m'empêcher de leur dire ce que j'en pense : « Madame, vous allez faire votre troisième cure de chimio, vous allez tout de suite reprendre une alimentation équilibrée car vous n'allez pas la supporter, cette chimiothérapie. Et vous n'allez pas cicatriser après l'opération. »

Surtout, ne changez rien de façon brutale : il ne s'agit pas d'ajouter un déséquilibre au déséquilibre. Vous êtes telle que vous êtes : vous êtes trop maigre, vous travaillez trop, vous ne faites pas de sport, vous fumez, vous buvez de temps en temps… Si vous changez tout en même temps, vous allez vous éloigner du but. Il ne sert à rien de faire les choses dans l'urgence. Bien au contraire. Une chose à la fois. Je me répète : le but, c'est que vous sortiez de là, guérie, avec le moins de séquelles physiques et psychiques possible. C'est un but qui prend du temps et de l'énergie, et qui nécessite d'avoir quelqu'un qui vous emmène à New York en sécurité. On va travailler sur tous ces facteurs, mais après, pas maintenant. Et, surtout, ces facteurs ne sont pas la cause de votre cancer, malgré ce que vous pensez. Il sera toujours temps de se poser la question du pourquoi et de trouver vos réponses. Moi, je n'ai pas de réponses, à part les quelques conseils que je vous ai livrés, ceux qui sont basés sur des preuves scientifiques, pas sur des croyances ou de nouveaux dieux, le dieu Stress ou le dieu Alimentation, sous la surveillance démoniaque du dieu Culpabilité. Ne menez pas tous les combats en même temps, et surtout n'oubliez pas qu'il y a un après.

# 7. Croyances, ménopause et cancer du sein

En matière de croyances, il y en a une autre, à laquelle je suis régulièrement confronté : le traitement hormonal de la ménopause (THM[1]) est responsable du cancer du sein. Très souvent, les femmes que je reçois font ce lien, voire sont persuadées que c'est parce qu'elles sont sous THM qu'elles ont un cancer du sein. Encore cette fameuse culpabilité... Effectivement, si l'on s'en tient aux chiffres, le THM augmente légèrement le risque de cancer du sein. Mais de combien ce risque est-il augmenté ? Et de quel traitement parle-t-on exactement, à quelle dose et pendant quelle durée ? Là est toute la question ! En effet, tous les traitements de la ménopause ne sont pas identiques : ils sont par exemple plus dosés en œstrogènes aux États-Unis, là où justement la plupart des études scientifiques mettant en évidence le lien entre cancer du sein et THM ont été réalisées.

Rappelons que le THM a pour objectif premier de pallier les effets nuisibles de la ménopause naturelle,

1. Ou THS, traitement hormonal substitutif.

qui correspond à l'arrêt de la production des œstrogènes et de la progestérone par les ovaires, et qui survient de façon normale chez les femmes entre 50 et 55 ans. Ces effets sont essentiellement les bouffées de chaleur, les variations émotionnelles et la prise de poids. Le THM remplace les hormones naturelles. Il est donc essentiellement prescrit pour améliorer le confort de vie. Ce qui ne veut pas dire que c'est anecdotique car certaines ménopauses peuvent être très difficiles à vivre ! Supprimer ces troubles est parfois un avantage majeur pour ces patientes. Le THM est un sujet passionnant car c'est un sujet à la fois médical, social et politique. Son histoire est aussi très liée à celle de l'émancipation de la femme. Après la pilule, qui a permis aux femmes de contrôler leurs grossesses, le traitement hormonal autorise le contrôle de leur ménopause. C'est très culturel. Et ce n'est pas un hasard s'il est proposé uniquement dans les pays où les femmes ont bénéficié de ce mouvement d'émancipation.

Le THM n'a donc pas, de prime abord, une visée médicale, car la ménopause n'est pas une maladie, même si elle entraîne une augmentation légère du risque de fractures (ostéoporose) et d'accidents vasculaires. En France, le THM a pendant longtemps été proposé de façon quasi systématique aux femmes ménopausées, et ce sur de longues périodes, en espérant contrecarrer ces effets de la ménopause. Ainsi, en 2000, une femme ménopausée sur deux était sous traitement[2] (elles sont moins de 10 % aujourd'hui). Mais au début des années 2000, deux études, l'une américaine et l'autre britannique, ont fait l'effet d'une bombe et ont remis en question le rapport risque-bénéfice du THM en affirmant que le THM augmentait le risque de cancer du sein. La première étude, menée par la Women's Health Initiative (WHI), parue en 2002[3], conclut à une augmentation du risque relatif de cancer du sein chez les femmes sous traitement de 1,26, soit 8 cas supplémentaires de cancer du sein pour 10 000 femmes traitées par an. Mais sa méthodologie a été très critiquée : en effet, cette étude a été réalisée auprès d'Américaines qui prenaient un traitement très différent du traitement prescrit en France. Une deuxième étude, britannique cette fois, la Million Women Study (MWS)[4], a été publiée en 2003. Menée de 1996 à 2001 sur plus d'un million de femmes ménopausées âgées de 50 à 64 ans, elle a confirmé que les utilisatrices du THM présentaient un risque plus élevé de développer un cancer du sein

2. Dossier d'information Ménopause, Inserm.fr, dernière mise à jour 16 octobre 2017. Dossier réalisé en collaboration avec Agnès Fournier (unité Inserm 1018, Villejuif), Jean-François Arnal (unité Inserm 1048, Toulouse), Virginie Ringa (unité Inserm 1018, Villejuif), Florence Trémollières (secrétaire générale du Gemvi) et Danielle Hassoun (gynécologue).

3. J. E. Rossow, G. L. Anderson, R. L. Prentice, A. Z. LaCroix, C. Kooperberg, M. L. Stefanick *et al.*, Writing Group for the Women's Health Initiative Investigators, « Risks and Benefits of Estrogen Plus Progestin in Healthy Post-Menopausal Women: Principal Results from the Women's Health Initiative Randomized Controlled Trial », *JAMA*, 2002, 288(3), p. 321-333.

4. V. Beral, Million Women Study Collaborators, « Breast Cancer and Hormone-Replacement Therapy in the Million Women Study », *The Lancet*, 2003, 362(9382), p. 419-427.

que les femmes non traitées. L'association œstrogènes + progestatifs entraînerait 19 cancers supplémentaires pour 10 000 femmes traitées pendant cinq ans. La méthodologie de cette étude a également été largement critiquée car elle n'était pas randomisée[5].

Les gynécologues français ont à plusieurs reprises souligné que l'augmentation du risque retrouvée dans ces deux études était liée non pas au traitement de la ménopause lui-même mais au type d'hormones administrées. Mais, malgré ces nombreux biais, ces deux études ont été très largement médiatisées, et le seul message retenu a été que le THM augmentait le risque de cancer du sein. Ce qui a entraîné une diminution brutale des prescriptions de THM en France (35 % de moins en 2004 par rapport à 2003) et un véritable effondrement des prescriptions aux États-Unis.

Peu de temps après la parution de ces deux études, l'étude française E3N (Étude épidémiologique auprès des femmes de la Mutuelle générale de l'éducation nationale MGEN)[6], concluait au contraire que les femmes sous THM présentent une augmentation modérée du risque de cancer du sein, mais surtout que ce risque diffère selon le type de THM employé : il est plus élevé avec l'association œstrogène cutané et progestatif

---

5. Une étude randomisée est une étude dans laquelle un traitement est comparé à un autre traitement, à une absence de traitement ou à un placebo. Cette méthodologie est la plus fiable en matière d'analyse d'un traitement.
6. A. Fournier, F. Berrino, E. Riboli, V. Avenel, F. Clavel-Chapelon, « Breast Cancer Risk in Relation to Different Types of Hormone Replacement Therapy in the E3N-EPIC Cohort », *International Journal of Cancer*, 10 avril 2005, 114(3), p. 448-454.

de synthèse, qui était le traitement proposé aux États-Unis ; en revanche, il n'y a dans cette étude aucune augmentation du risque de cancer du sein avec l'association œstrogène cutané et progestérone naturelle micronisée, traitement qui est le plus largement prescrit en France.

Même si les conclusions des études américaine et britannique ont été très discutées, elles ont permis de réfléchir à une notion clé, jusque-là peu abordée : celle de la durée du traitement, en démontrant que l'augmentation du risque de cancer du sein est aussi liée à la durée du traitement. Par conséquent, on assiste aujourd'hui à une diminution non seulement des prescriptions mais aussi de leur durée.

En 2019, une nouvelle publication dans *The Lancet*[7] a relancé le débat, chiffres à l'appui. Il s'agit d'une méta-analyse basée sur 58 études d'observation réalisées aux États-Unis et en Europe (dont la Million Women Study pour les chiffres européens). Elle confirme que le risque de cancer du sein augmente avec la durée de traitement et que ce risque perdure jusqu'à dix ans après son arrêt.

Que peut-on conclure de ces différentes études ? Il est important de rappeler que le traitement hormonal n'est pas systématique : il n'est prescrit que si la ménopause est mal supportée. Tout traitement a des bénéfices et des effets secondaires, c'est la question du rapport avantages-inconvénients. De plus, les traitements ne sont pas tous

7. Collaborative Group on Hormonal Factors in Breast Cancer, « Type and Timing of Menopausal Hormone Therapy and Breast Cancer Risk: Individual Participant Meta-Analysis of the Worldwide Epidemiological Evidence », *The Lancet*, 29 août 2019.

identiques. Enfin, le traitement ne se prend pas à vie. Tous ces points doivent faire partie de la discussion avec le gynécologue : est-ce que je prends un traitement ? Si oui, lequel et à quelle dose ? Et enfin, pendant combien de temps ? Le gynécologue est le médecin qui connaît le mieux la patiente tout au long des différentes phases de sa vie, il est le plus à même de vous aider à prendre une décision. Schématiquement, il y a deux cas de figure : si le bénéfice du THM est élevé et le risque faible, le traitement est justifié. En revanche, pour une patiente qui a des risques élevés de cancer du sein (porteuse d'une mutation, seins très denses, histoire familiale…), les cancérologues diront tous que ce n'est pas une bonne indication sur le plan sénologique. Mais, même dans ce cadre, il existe parfois des cas extrêmes : j'ai en mémoire le cas d'une patiente de 50 ans qui était porteuse d'une mutation BRCA2 *(voir p. 126)* entraînant un risque très élevé de cancer du sein (environ 70 %). Elle venait me voir pour discuter d'une ablation de ses deux seins avec reconstruction. Elle avait été ménopausée relativement jeune, vers 48 ans, et n'avait pu bénéficier d'un THM en raison de son risque élevé de cancer du sein. Après que je l'ai examinée et que j'ai analysé l'ensemble de son dossier, elle me regarda fermement et me dit : « Docteur Clough, vous savez pourquoi je vais me faire enlever les seins ? Parce que je veux dormir. » Très surpris, je lui répondis : « Parce que vous êtes angoissée à cause du risque de cancer du sein ? » « Non, pas du tout, je veux dormir. Depuis que je suis ménopausée, je ne dors plus. Ça fait deux ans. Je n'en peux plus, je suis épuisée. »

Les insomnies font partie des effets, certes rares, de la ménopause, et le THM est parfois très efficace pour les diminuer. Je compris son raisonnement : comme elle était porteuse d'une mutation augmentant son risque de cancer du sein, personne ne voulait lui prescrire de traitement hormonal pour la soulager, elle se faisait enlever les seins pour prendre des hormones et retrouver le sommeil ! Elle venait de commencer un nouveau travail, elle n'allait pas pouvoir s'arrêter tout de suite pour se faire opérer. Il devait pourtant y avoir une solution. Lors d'une réunion avec mon équipe et la gynécologue de la patiente, je présentai son profil et suggérai : « Ne peut-on pas, de manière exceptionnelle, donner un traitement de la ménopause à cette femme pendant six mois, jusqu'à ce qu'elle se fasse opérer ? Bien sûr, on la suivra de près, mais cela lui permettra de dormir enfin, de gérer sa nouvelle vie professionnelle et d'arriver au bloc opératoire apaisée. » Après un petit temps d'étonnement, cette idée a été acceptée. Dans les mois qui ont précédé son intervention, cette patiente a enfin pu dormir, grâce au THM. Cet exemple est bien sûr un cas extrême, mais il est important de comprendre que chaque traitement peut être personnalisé : cette femme à qui l'on interdisait tout traitement hormonal en raison d'un risque élevé de cancer du sein, a ainsi été autorisée à le prendre dans les mois qui ont précédé sa mastectomie, traitement qu'elle a pu poursuivre sans risque ensuite.

*Merci au Pr Anne Gompel, gynécologue, pour la relecture attentive de ce chapitre.*

# 8. De plus en plus de cancers du sein : pourquoi ?

C'est un fait indiscutable : depuis 1920, le nombre de cancers du sein ne cesse d'augmenter. Entre 1990 et 2018, le nombre annuel de nouveaux cas en France a doublé : il est passé de 30 000 à 58 400. Aujourd'hui, c'est le cancer le plus fréquent chez la femme en France, comme dans l'Union européenne et aux États-Unis. En revanche, les femmes jeunes (moins de 40 ans) ne sont pas « de plus en plus » touchées, comme on peut parfois l'entendre. Le nombre de cancers du sein chez ces femmes jeunes a effectivement augmenté, mais on ne peut pas conclure que le cancer du sein touche deux fois plus de femmes jeunes aujourd'hui qu'il y a trente ans, tout simplement parce que le nombre total de nouveaux cas a lui aussi doublé. Dans 7 % des cas, les cancers du sein sont détectés chez des femmes de moins de 40 ans, et ce pourcentage est stable depuis trente ans.

Pourquoi ce doublement du nombre de cancers du sein ? Une présentation faite par le docteur Florence Molinié, directrice de recherche et épidémiologiste au SIRIC (Site de recherche intégrée sur le cancer) de Nantes-Angers, lors du congrès 2019 de la Société française de sénologie et de pathologie mammaire (SFSPM), éclaire brillamment cette évolution de notre société. Elle montre très clairement que l'augmentation du taux de cancer du sein est liée à un ensemble de modifications du comportement des femmes, qui vont toutes dans le même sens. Tout d'abord, les femmes ont aujourd'hui leur premier enfant plus tard : en 1967, seules 12 % des femmes après 30 ans ; en 2015, elles étaient 40 %. Or le fait d'avoir un enfant tôt protège du cancer du sein : c'est formellement démontré à l'échelle des populations. Ensuite, le nombre d'enfants par femme a également diminué au cours des dernières décennies : en France, il était par exemple de 3 enfants par femme en 1950 contre 1,9 aujourd'hui. Or, là encore à l'échelle d'une population, plus les femmes ont d'enfants, moins elles risquent de développer un cancer du sein. Ce qui ne veut pas dire que si vous avez six enfants, vous ne pouvez pas avoir un cancer du sein. Mais si vous prenez 10 000 femmes ayant eu six enfants et que vous les comparez à 10 000 femmes n'ayant eu qu'un enfant, vous observerez un peu moins de cancers du sein dans le groupe des mères de famille nombreuse. Il en est de même pour l'allaitement, qui a un effet protecteur.

Autre facteur clé : l'âge des premières règles. Plus elles sont tardives, moins vous êtes stimulée par vos œstrogènes au cours de votre vie, et plus vous diminuez votre risque de cancer du sein. Si on prend l'exemple de la France, l'âge moyen des premières règles était de 15 ans en 1850, il est de 12,6 ans aujourd'hui. Un autre paramètre majeur est le lien obésité-cancer du sein. Le taux d'obésité explose : il a plus que doublé dans une grande partie du monde depuis 1980. Or, l'obésité fait partie des risques majeurs de cancer du sein – on estime que 10 % des cancers du sein survenant après 50 ans sont liés au surpoids.

Le docteur Molinié conclut qu'il est très probable que l'augmentation des taux de cancers du sein que nous observons depuis des décennies est le résultat des modifications des comportements liés à l'évolution du mode de vie des femmes. Ces facteurs peuvent être environnementaux ou reproductifs, mais une chose est sûre : l'augmentation constante du cancer du sein n'est pas liée à un seul paramètre, qu'il s'agisse de l'Alimentation, de la Pollution ou de toute autre nouvelle divinité du cancer. Elle est multifactorielle.

Autre facteur que l'on met souvent en avant pour expliquer l'augmentation des cas de cancers du sein : le stress. Le « mal du siècle » serait-il responsable ? A-t-on un cancer du sein parce que l'on a subi une rupture amoureuse ou parce que l'on a perdu un proche très récemment ? Ou alors parce qu'on a été harcelée au travail ? Il n'y a aujourd'hui aucune preuve de ce lien. Il y a quelques années, les Scandinaves ont mené une étude sur les femmes dont les enfants sont décédés de « mort violente ». Une source de stress extrême, incontestable. Puis ils ont suivi ces femmes pendant plusieurs années et ont réalisé des croisements avec le registre des femmes atteintes d'un cancer du sein. Résultat : on n'a observé aucune augmentation du nombre de cancers du sein chez ces mères endeuillées par rapport à la population générale. Quand je travaillais à Curie, ce sujet m'intéressait énormément, et j'avoue que je croyais moi aussi qu'il pouvait exister un lien. Il est séduisant d'imaginer que le stress joue sur votre immunité, qui en retour régule moins le contrôle cellulaire et laisse se développer des cancers qu'elle devrait détruire en situation normale. Souvenez-vous du professeur Tubiana qui disait : « L'esprit prévenu sélectionne parmi toutes les informations celles qui vont dans le sens de ses croyances[1]. » Mais je me souviens qu'un psychiatre californien brillant, spécialisé dans les liens entre psy et cancer, était venu passer une année dans notre équipe. Il avait consacré sa vie de chercheur (et son équipe aussi) à étudier les facteurs psychologiques pouvant déclencher un cancer du sein. Il avait conclu qu'il n'existait aucune preuve permettant d'affirmer que le stress peut créer un cancer. D'ailleurs, on ne constate absolument pas de pic d'augmentation du cancer du sein chez les femmes pendant ou après les guerres. Or, quel stress plus extrême que la guerre, que le fait d'y perdre un mari, un fils ou ses parents, dans les conditions parmi les plus horribles qui soient ? Rien à voir à mon sens avec nos sources de stress aujourd'hui !

Car notre époque, il faut le reconnaître, est un extraordinaire moment de l'évolution de l'humanité, même si on vient de vivre des mois de bouleversements liés à la pandémie de Covid-19. J'aime beaucoup le point de vue d'un homme

1. Maurice Tubiana, *op. cit.*

remarquable, le professeur Jean de Kervasdoué. Économiste de la santé, professeur au CNAM (Conservatoire national des arts et métiers), il a écrit de nombreux ouvrages qui vont à l'encontre du mouvement pessimiste, voire catastrophiste, actuel. Il affirme, par exemple, que les seules possibilités de développement durable passent par l'énergie nucléaire, qui est pour l'espèce humaine des milliers de fois moins mortelle et dangereuse que le charbon ; que les antennes relais et WiFi sont sans incidence sur la santé humaine ; ou encore que les organismes génétiquement modifiés sont un « bienfait pour l'humanité ». Il montre aussi que nous vivons dans nos pays occidentaux des moments privilégiés de protection de l'individu. L'espérance de vie ne cesse d'augmenter, la mortalité néonatale s'effondre, les maladies transmissibles disparaissent, même le sida devient une maladie chronique. Mais *a contrario* de ces bonnes nouvelles, on ne cesse de nous répéter que le cancer explose et que notre société est complètement malade de sa croissance. Certes, dans toute la liste des évolutions favorables de nos sociétés, il existe encore des maladies, et le Covid-19 est venu le rappeler violemment. Parmi les maladies qui me concernent au premier plan, le cancer est en augmentation, mais ce n'est pas pour autant une épidémie. Dans nos pays occidentaux, on a éradiqué la tuberculose, la diphtérie, la syphilis, la typhoïde, mais pas le cancer du sein, dont on dit que l'incidence « explose ».

Mais, surtout, l'espérance de vie aussi explose. Le gain d'espérance de vie dans les pays occidentaux depuis 1950 est le plus grand gain de l'histoire de l'humanité.

En France, au cours des soixante dernières années, les hommes et les femmes ont gagné quatorze ans de vie en moyenne. C'est un drame individuel d'avoir un cancer du sein qu'on ne guérit pas. Chaque vie perdue est une cicatrice indélébile et douloureuse dans nos vies de médecins. Mais pour les cancers du sein qu'on guérit, je ne suis pas sûr que ce soit un drame individuel. Bien sûr, il y a les traitements, parfois la mutilation, parfois la chimiothérapie et toutes ses conséquences, mais est-ce que c'est un drame individuel pour les femmes qui ont guéri et ont retrouvé une vie heureuse ? Il faut rappeler que le cancer du pancréas, c'est 95 % de morts, les cancers du poumon ou du cerveau, 80 %. Là oui, ce sont des drames individuels. Mais le cancer du sein ? C'est un drame pour toutes ces femmes, encore trop nombreuses, qu'on ne guérit pas et que je n'oublie jamais. Mais plus de 80 % des cancers du sein sont guéris. Pour ces femmes-là, c'est un accident de la vie qu'il faut pouvoir – même si ce n'est pas facile, et même parfois impossible – intégrer dans une histoire de vie, qui comprendra certainement beaucoup de bonheurs, peut-être d'autres accidents… À l'Institut du Sein Paris, nous faisons tout pour que cela ne soit pas un drame, pour que cela ne soit pas vécu comme une punition. En revanche, cela peut être l'occasion pour celles qui ont eu un cancer mais surtout pour toutes celles qui n'en auront pas (elles représentent presque 90 % des femmes si on ne parle que du sein) de réfléchir à leurs comportements de façon à éloigner les facteurs de risques sans se mettre dans un cadre coercitif ou dogmatique.

# 9. L'effet Angelina Jolie

Dans la grande majorité des cas, le parcours de soin d'une femme atteinte d'un cancer du sein commence par la chirurgie. 85 % des femmes sont opérées d'emblée, et 15 % environ suivent un traitement préopératoire et sont opérées ensuite. Mais chirurgie du cancer du sein ne veut pas dire ablation du sein. En France, 72 % des femmes opérées gardent leur sein. C'est un chiffre très élevé. Aux États-Unis, ce taux est beaucoup plus faible. Dans certaines équipes américaines, il est d'à peine 40 %. Dans ce pays, la mastectomie – bilatérale qui plus est – est devenue la norme, comme dans les années 1970. Quel bond en arrière ! En d'autres termes, dans certaines équipes, au moindre petit cancer du sein, on vous propose de vous enlever les deux seins !

Ce retour à une chirurgie mutilante peut s'expliquer par différents facteurs. Il y a d'abord la question des distances : après une chirurgie conservatrice, il faut faire de la radiothérapie pendant quelques semaines. Or il est formellement démontré que l'éloignement des centres de radiothérapie augmente le taux de mastectomie. Quand vous vivez aux États-Unis dans une plaine du Midwest, vous n'avez pas la possibilité de vous rendre au centre de radiothérapie tous les jours. L'ablation du sein apparaît alors comme la solution – certes radicale – pour éviter la radiothérapie ! On passe ainsi de 72 % de conservation à moins de 50 % dans les zones éloignées des centres de radiothérapie. À l'inverse, sur la côte est des États-Unis, le taux de traitement conservateur est quasi identique à celui de l'Europe. La seconde raison qui peut expliquer ce taux très élevé de mastectomie (sans aucun bénéfice en termes de guérison) est d'ordre culturel. La culture américaine est très différente de la culture européenne : les États-Unis sont un pays de pionniers, et les Américains ont conservé quelque chose de cet esprit de nouveaux arrivants, où il fallait survivre coûte que coûte.

La conséquence est qu'aujourd'hui, aux États-Unis, on assiste à une inflation des mastectomies. Même les meilleurs chirurgiens américains commencent à s'en plaindre, comme Monica Morrow, du Memorial Sloan Kettering Cancer Center, le centre le plus spécialisé aux États-Unis pour le traitement du cancer du sein. Car aujourd'hui, cette mastectomie se fait souvent à la demande des patientes, qui puisent leurs informations sur les médias et les blogs, et sont persuadées que c'est la solution de sécurité, et que la reconstruction redonne des seins normaux, ce qui est doublement faux, comme je l'expliquerai plus loin. Ce phénomène essaime également en France : la demande d'ablation du sein malade, ou même des deux seins, est de plus en plus présente chez nos patientes françaises. Cela s'explique par cette influence culturelle américaine, mais aussi par ce que j'appelle le « phénomène Angelina Jolie ».

Mais il ne faut pas tout mélanger ! En 2013, cette actrice américaine a annoncé à 39 ans qu'elle s'était fait retirer les seins – et les ovaires – parce qu'elle est porteuse d'une mutation du gène BRCA1. Cette mutation entraîne un risque de développer un cancer du sein de plus de 80 % et un risque de développer un cancer des ovaires d'environ 40 %. Angelina Jolie a eu le courage de révéler sa décision au monde entier, et j'ai trouvé cela formidable. Pour moi, elle est passée brutalement du statut Lara Croft au statut d'héroïne. Quel courage de révéler un acte aussi intime quand on est aussi visible qu'elle ! Le problème est que son message, pourtant très clair, a été brouillé. Le public n'en a retenu qu'une partie, associant double mastectomie préventive et diminution du risque de cancer du sein. Or il ne faut pas confondre son risque à elle, lié à une mutation génétique, qui est de plus de 80 %, avec le risque de la population générale qui est de 12 % ! Pour information, on estime qu'en France, environ 15 % des femmes porteuses de la mutation BRCA1 et qui n'ont pas de cancer déclaré se font enlever les deux seins. Les chiffres les plus élevés se trouvent en Israël et aux Pays-Bas, où ils atteignent 40 à 50 %. Aux États-Unis, où les données nationales n'existent d'ailleurs pas, on estime ce chiffre à environ 20 %.

Angelina Jolie est porteuse d'une anomalie du gène BRCA1. Sa mère est décédée du cancer du sein à l'âge de 56 ans, après avoir lutté pendant plus de dix ans.

De plus, les cancers du sein chez les femmes porteuses d'une mutation BRCA1 sont des cancers agressifs, qui tuent dans 30 % des cas, même s'ils sont dépistés tôt. Si on analyse toutes ces données, qui expliquent pourquoi Angelina Jolie s'est fait enlever les deux seins, on se rend compte que ce n'est pas du tout l'histoire de madame Tout-le Monde. Seul 1 % des femmes (et 7 % des femmes atteintes d'un cancer du sein) présente une telle mutation génétique. Pourtant, les patientes françaises demandent de plus en plus à se faire enlever les deux seins, en raison d'une identification entre l'histoire d'Angelina Jolie et la leur. Cette identification n'a pas lieu d'être (sauf si elles sont mutées).

Si les caractéristiques de votre cancer permettent de garder votre sein, sachez que l'enlever (« par précaution » donc) n'améliore pas votre survie ! Tous les spécialistes sont d'accord sur ce point, y compris les chirurgiens nord-américains. Votre taux de guérison sera identique que l'on garde le sein ou qu'on l'enlève. La guérison, c'est la probabilité d'être en vie dans trente ans. Lorsqu'un traitement conservateur est possible, l'ablation du sein n'améliore pas la guérison. Certes, vous pouvez faire un deuxième cancer dans le même sein (tout comme vous pouvez faire un cancer de l'autre côté), mais sur ce premier cancer, votre taux de guérison est le même. Alors pourquoi choisir la reconstruction plutôt que la conservation ? La reconstruction, c'est toujours moins bien que le « vrai » sein. Et c'est un spécialiste de la reconstruction qui vous le dit ! Avec mes patientes, j'évoque toujours cette comparaison : si un jour je dois me faire amputer de trois doigts, je me ferai mettre des doigts mécaniques, articulés ou autre, mais ce sera toujours moins bien que mes doigts. Pour les seins, c'est pareil. Sauf que les seins sont source d'inquiétudes, alors que les doigts ne le sont pas ou moins. Vous pouvez vous faire enlever les seins pour résoudre une inquiétude. Mais la mutilation est-elle la réponse à l'inquiétude ? En tant que médecin, je dis non. Et est-ce que l'on peut travailler pour que cette inquiétude disparaisse sans mutilation ? En tant que spécialiste du sein, j'affirme que oui. Tout dépend du médecin qui vous accompagne dans votre choix.

Alors certes, après un premier cancer du sein, le risque d'en avoir un deuxième existe. Mais ce risque est aujourd'hui parfaitement connu et chiffré : si vous suivez les bons traitements postopératoires, il est de 5 % dans les dix ans. 5 % ! Vous allez décider de vous faire enlever un sein, voire les deux, pour 5 % de risques dans les dix ans ? C'est comme si vous aviez une tumeur sur un doigt et que vous vous faisiez enlever tous les doigts ! Mais pourquoi ?

Je constate chaque jour dans ma pratique que les femmes ne connaissent pas ces chiffres de risques. Tout simplement parce que de nombreux non-spécialistes du sein ne les connaissent pas. Et comme ils ont aussi peur que leurs patientes, ils les poussent vers des solutions extrêmes. Bien souvent, ils disent juste à la patiente qu'elle risque d'avoir un autre cancer, sans plus de détails. Or, il est très utile de détailler et de réfléchir avant de prendre une telle décision. Pour ma part, je donne des chiffres à mes patientes toute la journée, et j'essaie ensuite de les aider à décider. Si j'ai en face de moi une patiente de 30 ans, son risque n'est alors pas de 5 %, il est plus élevé parce qu'une femme jeune qui a déjà fait un cancer du sein a plus de risques d'en refaire. Ça aussi, je lui dis. Je reviens donc à cette idée qu'il faut absolument aller voir des chirurgiens spécialisés : eux connaissent les véritables risques, et pourront vous orienter vers la solution la plus adaptée à votre cas. Quel que soit votre problème, il faut voir un spécialiste. Si vous avez un cancer du sein, vous avez toujours le temps de trouver un bon spécialiste.

Dans toute cette histoire d'ablation ou de non-ablation, l'influence du chirurgien est également très importante. Si vous comparez les taux de mastectomie d'un établissement à l'autre, ils peuvent être différents, varier parfois du simple au double, même si c'est moins le cas en France car la RCP (réunion de concertation pluridisciplinaire) homogénéise les pratiques. Plusieurs études l'ont démontré. Cette variation peut même exister au sein d'une même équipe de chirurgiens ! Il est donc essentiel que les femmes sachent que, à taux de guérison identique, il y a des variations du taux de mastectomie ! On en revient à l'importance de bien choisir son chirurgien, qui est la toute première étape du parcours. Il faut que cela « fitte ». Si ce n'est pas le cas, prenez un deuxième avis. Ne vous contentez pas d'un chirurgien qui n'opère que vingt cancers du sein par an. Vous avez un cancer du sein dans votre vie, cela mérite que vous soyez pris en charge par un spécialiste !

# 10. Le millefeuille du traitement

Après la chirurgie, la deuxième étape du traitement, ce sont les traitements postopératoires. Ces traitements sont de plusieurs ordres – radiothérapie, chimiothérapie, hormonothérapie et les autres traitements ciblés – et il est important de comprendre à quoi ils servent, et plus précisément à quoi chacun sert. Je suis persuadé que quand on saisit l'enjeu du traitement, ses principes, sa finalité et ses conséquences, on l'accepte mieux. Encore une façon d'être actrice de sa maladie, et pas victime. Il est essentiel de comprendre que chaque traitement apporte un petit plus après l'opération en termes de chances de guérison. Régulièrement, des patientes me disent : « J'ai déjà une radiothérapie, je ne vais pas en plus devoir faire une chimio ! » En réalité, le traitement est comme un millefeuille : plus il a de couches, plus les chances de guérison augmentent. La question est donc de savoir ce que coûte le traitement en termes de répercussions, afin que chacune puisse choisir en toute connaissance de cause. Car même si le spécialiste vous conseille de faire tel ou tel traitement, le choix final vous revient toujours.

Rappelons que le traitement premier et principal d'une tumeur, qu'elle soit localisée dans le sein, dans le poumon ou dans le pancréas, est l'ablation de cette tumeur. Sur 100 femmes guéries, 80 le sont par la chirurgie seule. Les traitements postopératoires du cancer du sein, eux, viennent dans un second temps pour traiter les éventuelles cellules tumorales ayant essaimé à partir de la tumeur (qui existent dans 20 % des cas), mais que l'on ne peut pas détecter. Ainsi, les traitements permettent de diminuer les risques de récidive de 50 %. Reprenons l'exemple des 100 femmes guéries : 80 par la chirurgie ; 15 à 18 de plus le sont grâce à l'association chimiothérapie, traitements ciblés et hormonothérapie en plus de la chirurgie ; 2 à 5 « seulement » par l'ajout supplémentaire de la radiothérapie à ce « package ». Il est important d'avoir ces chiffres en tête car ils permettent de bien mesurer l'importance de la chirurgie. Le rapport entre le coût financier de l'acte chirurgical, aussi sophistiqué soit-il, et ses bénéfices est énorme comparé aux traitements médicaux, même si ceux-ci ont apporté des progrès considérables dans la prise en charge de la maladie.

## La radiothérapie

Commençons par la radiothérapie… La radiothérapie étant un traitement local, et non général, vous n'allez pas perdre vos cheveux ni avoir d'effets négatifs

« généraux » du traitement (sur d'autres zones que le sein). La radiothérapie consiste à délivrer des rayonnements ionisants, aussi appelés « rayons » ou « radiations ». Ces rayons vont détruire les cellules cancéreuses. Les zones ciblées par les rayons sont le sein et certaines zones ganglionnaires proches du sein (dans le thorax ou sous la clavicule) : elles correspondent aux ganglions qui drainent le sein. Comme le cœur et les poumons sont très proches de la région qu'il faut traiter, ils sont systématiquement protégés. Le traitement doit donc être le plus précis possible, au millimètre, pour à la fois être efficace et minimiser les effets secondaires sur les tissus sains. La radiothérapie fait appel à des appareils de très haute technologie, informatisés et contrôlés en permanence. Tous les paramètres du traitement sont calculés avant le début des séances à partir d'un scanner qui sera dans la même position que pour une séance de rayons, et toutes les séances seront délivrées exactement de la même manière. La préparation est spécifique à chaque patiente : pas question donc de changer de machine ou de centre de radiothérapie en cours de traitement. Celui-ci dure entre trois et sept semaines selon les protocoles, à raison de cinq séances de trois minutes par semaine. La radiothérapie a pour but de faire baisser le risque de récidive dans le sein et les ganglions. Si je vous enlève une tumeur en conservant le sein, vous avez, sans autre traitement, 25 % de risque de développer un nouveau cancer dans le même sein dans les cinq ans qui viennent. Cela s'explique par le fait que les phénomènes biologiques qui ont créé votre cancer du sein se remettent en marche. En revanche, si vous faites des rayons, vous abaissez ce risque à 5 %, ce qui est un bénéfice majeur. Bizarrement, en termes de gain de survie, cela a une incidence très faible. Entre les femmes irradiées et les femmes qui n'ont pas été irradiées, il y a une différence de 2 à 3 % en termes de survie (pour l'ensemble des cancers du sein, taux qui sera plus fort chez les femmes à fort risque de récidive, où la radiothérapie apporte logiquement plus de bénéfices). Les rayons servent aussi à traiter d'autres zones quand la maladie dissémine – on parle alors de « métastases » – dans des endroits très particuliers qu'on ne veut pas ou qu'on ne peut pas opérer, comme les os ou les tissus mous. Tout comme pour le sein, la radiothérapie des métastases permet de traiter ces zones de façon très ciblée avec des techniques d'irradiation adaptées à chaque situation, nous aurons l'occasion d'en dire quelques mots plus loin.

Les conséquences de la radiothérapie du sein sont minimes. L'irradiation portant sur un organe externe, elle est remarquablement bien tolérée. Sur le plan de l'état général, ces femmes décrivent parfois une fatigue, peut-être due aux nombreux déplacements induits par la radiothérapie (rappelons que ce traitement nécessite cinq séances par semaine durant plusieurs semaines). Il y a souvent des effets sur la peau comme si elle avait pris un coup de soleil. Plus le sein est volumineux, plus la rougeur est présente. Mais il existe, comme pour l'exposition au soleil, une grande variabilité de la sensibilité aux rayons selon les femmes.

## Les traitements médicaux du cancer du sein

La deuxième catégorie de traitement sont les traitements médicaux : la chimiothérapie, l'hormonothérapie et les autres traitements ciblés. On les appelle « traitements systémiques » : ils traitent tout le système, à l'inverse de la chirurgie et de la radiothérapie, qui sont des traitements locaux (qui traitent la zone de la tumeur) ou régionaux (les ganglions). Quel est l'intérêt de traiter l'organisme une fois que l'on a enlevé le cancer ? Dans les années 1960, avant l'arrivée des traitements systémiques, l'observation montrait que, après une ablation de la tumeur, et sans aucun traitement, 70 % des cancers du sein étaient guéris. Cela voulait bien dire, donc, que 30 % ne l'étaient pas... En réalité, même quand il n'y a plus de cellules cancéreuses détectables, certains cancers du sein peuvent récidiver dans d'autres organes. L'explication tient dans ce que l'on appelle les « cellules dormantes ». Il s'agit de cellules tumorales qui se sont déposées dans d'autres organes, en particulier les os, et qui peuvent proliférer, parfois plusieurs années après l'ablation du cancer.

Les patientes à risque de récidive systémique (même minime), c'est-à-dire dans d'autres organes, ce que l'on appelle des « métastases », auront un traitement systémique. Les médicaments systémiques ont pour mission de détruire ces cellules dormantes. Quand le risque est faible – ce qui est mesurable à l'aide de plusieurs paramètres –, les antihormones suffisent pour éliminer les éventuelles cellules dormantes. Quand le risque est plus élevé, on associe la chimiothérapie et l'hormonothérapie. Imaginez que votre salon soit envahi de fourmis : la chimiothérapie vous permet d'éliminer les fourmis visibles, mais certaines peuvent être cachées dans les petits recoins. La seule façon de les atteindre, c'est de les affamer : c'est le rôle du traitement antihormones.

À l'inverse, les patientes sans aucun risque systémique n'auront aucun traitement systémique : elles sont finalement assez peu nombreuses, cela ne concerne que les cancers intracanalaires, sans aucun potentiel de dissémination ou les cancers infiltrants à excellent pronostic (par exemple, une petite tumeur de moins de 10 millimètres sans prolifération ni atteinte des ganglions, chez une patiente de 70 ans ou plus). On s'est également aperçus que les traitements systémiques, surtout l'hormonothérapie, ont aussi une action locale, en faisant baisser le risque de récidive locale dans le même sein, dans l'autre sein et sur les ganglions.

Le traitement systémique le plus redouté par les patientes est la chimiothérapie, qui agit sur la multiplication cellulaire. Les médicaments, administrés le plus souvent par perfusion, ou rarement par voie orale sous forme de comprimés, sont des produits « cytotoxiques ». En d'autres termes, ils tuent les cellules tumorales. Les modes d'action de la chimiothérapie sont divers. Schématiquement, ils tuent préférentiellement les cellules à développement rapide, et donc les cellules cancéreuses.

On assiste aujourd'hui à une diminution de la chimiothérapie en cas de cancer du sein. Elle n'est indiquée que dans environ 40 % des cas de cancers infiltrants. On la prescrit dans trois cas de figure :

– certains cancers sensibles aux hormones mais « agressifs » ;
– les cancers « triple négatif » (10 % des cancers du sein infiltrants environ) ; c'est-à-dire sans récepteurs hormonaux ni surexpression d'HER2 *(voir p. 103)* ;
– et les cancers avec HER2 surexprimé (10 % des cancers du sein infiltrants environ).

Dans le premier cas, une chimiothérapie se discute en plus de l'hormonothérapie *(voir p. 106)*. Il existe des outils de mesure permettant de savoir si la chimiothérapie va apporter une couche de guérison supplémentaire. On peut le mesurer « à l'ancienne », au microscope : on prend alors en compte la morphologie de la tumeur – c'est-à-dire sa taille (plus elle est grosse, plus la chimiothérapie est indiquée) et son grade (1-2-3) – ainsi que l'atteinte ganglionnaire et le nombre de ganglions touchés. Ces mesures sont faites une fois la tumeur enlevée, par un médecin anatomopathologiste : on parle de paramètres « morphologiques ». Ensuite, il y a les paramètres « biologiques ». Il s'agit de mesurer des critères d'agressivité de la tumeur : prolifération tumorale, taux de récepteurs aux hormones (il se mesure de 0 à 100 % : à 100 %, la tumeur est très hormonosensible, ce qui garantit un meilleur pronostic) et surexpression de la protéine HER2. Enfin, on peut analyser des paramètres « génomiques », qui constituent un degré supplémentaire dans la finesse de l'analyse puisque, au lieu de regarder la tumeur au microscope, on s'intéresse ici aux gènes de la tumeur. Cette analyse du génome tumoral, ou signature génomique, est une pratique courante depuis une dizaine d'années. Elle est réalisée après que la tumeur a été enlevée, en analysant les gènes des chromosomes des cellules cancéreuses. Elle permet de mieux préciser si une chimiothérapie est nécessaire grâce à l'étude des gènes de prolifération, qui témoigne de l'agressivité tumorale. La signature génomique est donc une aide à la décision concernant l'utilité ou non d'une chimiothérapie. Ces signatures ne sont pas utiles dans tous les cas de cancers. Il y a deux possibilités : soit cette analyse est proposée uniquement aux femmes qui en ont besoin – c'est le cas dans le système français ; soit elle est proposée systématiquement à toutes les patientes – c'est le cas, par exemple, aux États-Unis où certains assureurs couvrent la signature génomique dans un « package cancer du sein ». Il y a dans ce cas une inflation des demandes qui ne se justifie pas forcément. En effet, quand les paramètres morphologiques et biologiques sont clairs, dans un sens comme dans un autre, la signature génomique n'apporte rien de plus. Elle est donc dans ce cas inutile. L'enjeu financier de ce débat n'est pas négligeable : le prix de cette analyse varie en effet entre 1 500 et 3 500 euros ! À tel point qu'en France, on a dû créer un RIHN (référentiel des actes innovants hors nomenclature), fonds spécial pour pouvoir payer ces signatures.

La chimiothérapie est également indiquée dans deux autres cas très précis, pour lesquels il est formellement démontré que la prescription d'une chimiothérapie améliore la survie. Le premier cas est celui des cancers non sensibles aux hormones (pour lesquels l'hormonothérapie n'est pas efficace) avec risque systémique, en particulier ce que l'on appelle les « cancers triple négatif », c'est-à-dire non sensibles aux œstrogènes, à la progestérone et à l'Herceptin®. Ce sont des cancers sensibles uniquement à la chimiothérapie. Ils représentent environ 10 % des cancers du sein infiltrants. La chimiothérapie est indiquée pour tous les cancers triple négatif (de plus de 5 millimètres).

Le deuxième cas correspond à un type de cancer du sein très spécifique : les cancers qui surexpriment le gène HER2 (*human epidermal growth factor receptor 2*, ou récepteur 2 du facteur de croissance épidermique humain). Cela témoigne d'une agressivité de la tumeur. Ces cancers représentent un peu plus de 10 % des cancers du sein infiltrants. Jusqu'en 2004, ils étaient considérés comme des cancers de mauvais pronostic. Puis sont arrivés sur le marché deux médicaments anti-HER2, le trastuzumab (commercialisé sous le nom d'Herceptin®) puis le pertuzumab (commercialisé sous le nom de Perjeta®). Comme l'hormonothérapie, ce sont ce que l'on appelle des « traitements ciblés », car ils ont une cible biologique, en l'occurrence la protéine HER2. Ces traitements constituent une avancée considérable pour les femmes touchées par ce type de cancer, car ils permettent de réduire considérablement leur agressivité. Avant, on annonçait à ces patientes que leur pronostic n'était pas bon ; aujourd'hui, on peut dire à ces femmes que la surexpression de cette protéine est une bonne nouvelle car elles vont pouvoir bénéficier d'un traitement par anti-HER2. Un an de traitement ciblé et ces cancers de mauvais pronostic retrouvent alors le pronostic des bonnes tumeurs. Mais la particularité de ce traitement est qu'il faut l'associer à la chimiothérapie car celle-ci potentialise le traitement ciblé.

La chimiothérapie peut aussi être proposée avant l'intervention chirurgicale, dans 15 % des cas de cancers du sein environ. Cette pratique a été initiée, dans les années 1980, par un médecin français, le professeur Claude Jacquillat, de l'hôpital de la Pitié-Salpêtrière. Au lieu d'utiliser le concept habituel – enlevons le cancer puis voyons ce qu'il faut faire ensuite pour traiter l'organisme –, il a proposé de traiter l'organisme d'abord. Initialement, on espérait améliorer les taux de guérison. Plusieurs études ont été menées dans le monde entier pour vérifier cette hypothèse, mais aucune de ces études n'a réussi à démontrer que le taux de guérison était amélioré en faisant la chimiothérapie avant l'opération plutôt qu'après : elles ont toutes montré de façon formelle que les taux de guérison étaient identiques.

En revanche, lors de ces études, on a constaté avec étonnement – car ces résultats n'étaient pas attendus – que lorsque l'on faisait la chimiothérapie avant l'ablation de la tumeur, celle-ci diminuait de taille. Ainsi, des femmes qui auraient dû avoir une ablation du sein parce que la tumeur était volumineuse se retrouvaient après chimiothérapie avec une petite tumeur, voire avec une tumeur non détectable. On parle alors d'« excellente réponse à la chimiothérapie ». Donc, au lieu de les opérer ensuite par mastectomie, on peut enlever uniquement la zone de la tumeur en gardant le sein (je précise qu'il faut toujours enlever la zone de la tumeur, qu'elle ait diminué ou qu'elle ait apparemment disparu). On est passé d'un bénéfice premier espéré mais non vérifié à un bénéfice secondaire très intéressant pour un grand nombre de femmes : augmenter le taux de traitement conservateur du sein dans le cas de tumeurs volumineuses. Aujourd'hui, la chimiothérapie préopératoire est programmée dans un cas principal : celui d'une (pas deux ni trois) tumeur volumineuse et chimio-sensible que l'on veut faire « fondre » pour garder le sein. Le tout en ayant un taux de guérison identique à celui d'une chimiothérapie effectuée après mastectomie ! Aujourd'hui, nous voyons arriver des femmes avec une tumeur de 8 centimètres, ce qui était une indication pour une ablation du sein, auxquelles on peut dire : « Madame, compte tenu de la taille de la tumeur, il est nécessaire de réaliser une chimiothérapie. Mais nous allons débuter votre traitement par la chimiothérapie. Elle va faire fondre votre tumeur, nous avons 70 % de chances de garder votre sein. » C'est un progrès énorme ! Nous sommes passés, pour ces femmes, de 100 % de risques d'ablation du sein à 30 %.

La chimiothérapie préopératoire est également envisagée dans un autre cas très spécifique : les tumeurs à risque élevé de dissémination, par exemple les cancers inflammatoires du sein, qui sont très agressifs, certains cancers triple négatif, ou des cancers avec plusieurs ganglions atteints.

## Les traitements ciblés : l'hormonothérapie

Le tout premier traitement antihormones de l'histoire, c'est l'ovariectomie, c'est-à-dire l'ablation chirurgicale des ovaires. À la fin du XIXe siècle, on s'est aperçus que si l'on retirait les ovaires d'une femme atteinte d'un cancer du sein avec métastases, celles-ci diminuaient. C'était la toute première démonstration du rôle des hormones dans le traitement du cancer du sein. Si je cite cette étude qui date de plus d'un siècle, c'est parce qu'il y a encore des femmes qui, lorsqu'on leur annonce qu'elles ont un cancer du sein, pensent qu'on va leur enlever leurs ovaires. Or cela fait très longtemps qu'on n'enlève plus les ovaires en cas de cancer du sein. C'est une pratique disparue, les médicaments antihormonaux étant aussi efficaces.

Quel est le principe de l'hormonothérapie ? La majorité des cancers du sein sont sensibles aux hormones, car ils sont dérivés des cellules du sein qui sont, par définition, sensibles aux hormones. Pour tout cancer du sein, on mesure la sensibilité de la tumeur aux hormones par un dosage réalisé sur un fragment de tumeur. Lorsque la tumeur a gardé une sensibilité aux hormones, le traitement antihormonal va diminuer le risque de récidive et de métastase de moitié environ. 90 % des cancers infiltrants sont sensibles aux hormones, et 10 % ne le sont pas. Dans ce second cas, cela signifie que, lors de leur développement, les cellules cancéreuses se sont modifiées et ne sont plus sensibles aux hormones. On peut dire que, schématiquement, elles deviennent très différentes du sein normal, car elles ont perdu ce contrôle hormonal : ce sont des cancers plus agressifs, qui nécessitent donc d'autres traitements que les antihormones.

En matière d'hormonothérapie, nous avons aujourd'hui à disposition deux grandes classes de molécules : les SERM (*selective estrogen receptor modulators*, modulateurs sélectifs des récepteurs aux œstrogènes) et les inhibiteurs de l'aromatase. Les premiers, les SERM, sont des médicaments qui vont bloquer dans la cellule tumorale les récepteurs aux œstrogènes, empêchant alors ces derniers de stimuler les cellules cancéreuses. Le médicament le plus connu de cette famille est le tamoxifène. Celui-ci peut être prescrit aussi bien aux femmes non ménopausées qu'aux femmes ménopausées. Contrairement à certaines craintes, le tamoxifène n'entraîne pas de ménopause. J'explique toujours à mes patientes comment ce traitement fonctionne, car elles craignent souvent une ménopause brutale. Les cellules tumorales portent des récepteurs qui sont stimulés par les œstrogènes. Une femme non ménopausée sécrète des œstrogènes, qui vont se fixer sur les récepteurs et stimuler alors les cellules tumorales. Le principe des SERM est de bloquer les récepteurs aux œstrogènes : ceux-ci ne peuvent plus s'y fixer et ne stimulent donc plus les cellules tumorales. C'est le principe du chewing-gum que l'on colle dans une serrure : la clé ne peut plus entrer, la porte reste fermée. Les œstrogènes continuent à être sécrétés – vous n'êtes donc pas ménopausée –, mais ils ne stimulent plus les cellules cancéreuses.

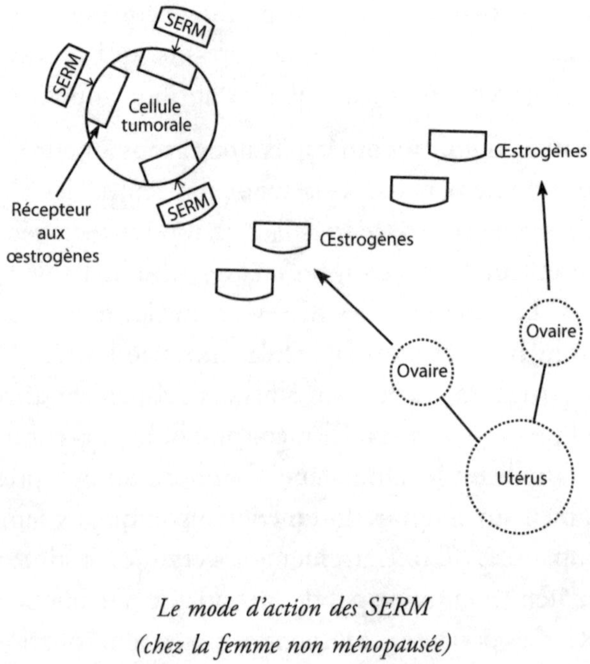


*Le mode d'action des SERM*
*(chez la femme non ménopausée)*

Mais l'hormonothérapie ne fait pas que diminuer la stimulation des cellules tumorales par les hormones ; les médicaments vont également agir directement sur les récepteurs hormonaux et conduire à la destruction des cellules cancéreuses. Ils ciblent très précisément les récepteurs hormonaux : ils doivent donc être apparentés aux thérapies ciblées.

La deuxième catégorie de molécules utilisées pour l'hormonothérapie sont les inhibiteurs de l'aromatase, appelés « antiaromatases ». Ceux-ci sont réservés aux femmes qui n'ont plus d'activité ovarienne, c'est-à-dire aux femmes ménopausées. Cette classe de médicaments est beaucoup plus récente – elle date du début des années 2000, vingt ans après le tamoxifène, utilisé dès 1980. Par définition, les antiaromatases ont pour mission de bloquer le fonctionnement de l'aromatase. Celle-ci est une enzyme qui permet à l'organisme de continuer à produire des œstrogènes après la ménopause par la transformation des androgènes, androgènes que l'on trouve plus particulièrement dans les cellules graisseuses (au passage, c'est la raison pour laquelle, aussi, ce n'est pas une bonne idée de prendre beaucoup de poids et donc de graisses après un cancer du sein). Ce médicament a donc pour but de supprimer le « circuit *bis* » de la production d'œstrogènes. Vous l'aurez compris : ce médicament n'est efficace que sur le circuit *bis*, il n'agit pas sur le circuit principal, et il n'a donc aucune utilité hors ménopause, qu'elle soit naturelle ou induite par un médicament.

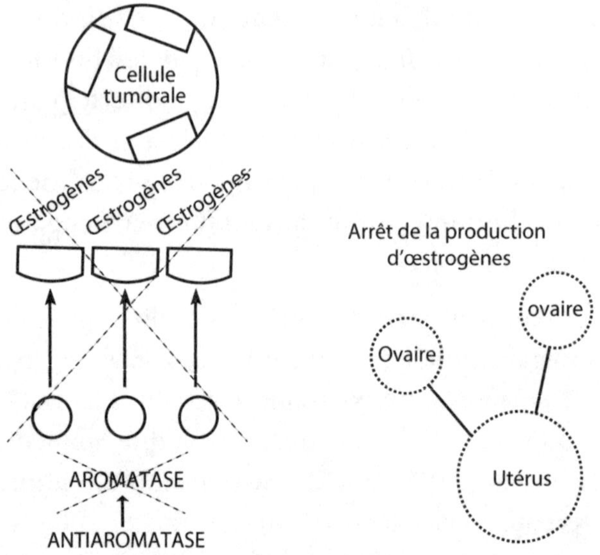


*Le mode d'action de l'antiaromatase*
*chez la femme ménopausée (symbolisé par le pointillé -----)*

Il existe une troisième classe de médicaments hormonaux : les analogues de la LH-RH[1], qui induisent une ménopause transitoire. Pour reprendre la comparaison ci-dessus, on ne vous donne pas seulement le chewing-gum qui va bloquer la serrure, mais aussi un médicament qui va stopper la production des clés (les œstrogènes). Cette option concerne les cancers à plus fort risque de récidive.

1. La LH-RH (*luteinizing hormone-releasing hormone*, hormone de libération des gonadotrophines hypophysaires) est une hormone qui contrôle la production des hormones sexuelles.

Quelle que soit la molécule prescrite, les médicaments antihormonaux doivent être pris sur une durée longue : cinq ans, sept ans ou dix ans suivant les indications. J'insiste sur ce point : trop souvent, les femmes arrêtent leur traitement sans demander l'avis de leur médecin, au bout d'un an ou de deux ans, parce qu'elles se plaignent de divers effets secondaires, ou juste par peur d'en avoir ! En consultation, je passe beaucoup de temps à dire aux femmes qui envisagent de stopper leur traitement pour cette raison qu'il y a des effets secondaires à tous les traitements. Les personnes qui prennent des bêta-bloquants pour une hypertension artérielle ou des anti-inflammatoires pour des douleurs chroniques comprennent l'existence d'effets secondaires, mais n'arrêtent pas leur traitement pour autant. Alors pourquoi arrêter son traitement hormonal quand on a un cancer du sein ? Si on a jugé utile de vous prescrire une hormonothérapie, c'est pour diminuer le risque de mort ! Souvent, les femmes acceptent quatre à six mois de chimiothérapie avec toutes les conséquences que cela implique sur la qualité de vie, parce qu'elles se disent qu'après, elles seront guéries. Elles se mettent en mode « bagarre ». Mais c'est beaucoup moins le cas avec l'hormonothérapie : malheureusement, les traitements chroniques remportent beaucoup moins d'adhésion que les traitements flashs. Il y a aussi cette idée – totalement fausse – qu'un médicament que l'on prend tous les jours n'est pas destiné à soigner une maladie grave. Il est très important de comprendre qu'une hormonothérapie, dans les bonnes indications, est aussi efficace qu'une chimiothérapie. Les études montrent que, chez les patientes sans atteinte ganglionnaire, les bénéfices de l'hormonothérapie par rapport à la chimiothérapie sont équivalents. Vous avez 10 % de guérison en plus. À condition de prendre son traitement pendant cinq ans. Il ne faut donc absolument pas l'arrêter !

Certes, les effets secondaires existent – ils sont inscrits sur la notice, c'est une obligation légale –, mais ils sont tolérables. Il faut savoir que le tamoxifène est plutôt très bien supporté. Quant à l'antiaromatase, son inconvénient principal est de provoquer parfois des raideurs articulaires et musculaires. La difficulté, aujourd'hui, c'est que les femmes sont de plus en plus nombreuses à se renseigner sur des forums internet. Il faut savoir que cette information est, par définition, complètement biaisée et cela a des conséquences parfois terribles. En effet, les seules femmes qui racontent leur expérience sur un forum sont celles qui ne supportent pas leur traitement. Les femmes qui vont bien, qui prennent leur traitement sans difficulté – et qui constituent l'immense majorité des patientes ! – ne témoignent pas sur les forums. C'est vraiment une information majeure : la plupart des femmes qui ont un traitement hormonal le supportent bien, voire très bien. Il faut également savoir qu'il existe trois antiaromatases différentes, ainsi que d'autres hormonothérapies. Si vous n'en supportez pas une en particulier, il est possible, avec l'accord de votre médecin, d'en essayer une autre.

Je le répète : l'hormonothérapie est un traitement ultraefficace pour éviter le risque de récidive et de nouveau cancer. De manière schématique, il divise ce risque par deux. Après un premier cancer du sein, le risque d'en faire un deuxième est de 20 % dans les vingt ans qui suivent, sans hormonothérapie. Avec une hormonothérapie de cinq ans, ce risque est de 10 % ! Ça me fait mal de voir des femmes qui récidivent juste parce qu'elles ont, un jour, décidé d'arrêter leur traitement… Aucun médicament n'empêche une récidive à 100 %, mais prendre ce risque, c'est tellement cher payé. J'ai en mémoire l'histoire de cette patiente de 36 ans qui avait un cancer du sein très sensible aux hormones, sans atteinte ganglionnaire. Elle a été opérée et a suivi une radiothérapie. Ensuite, la chimiothérapie n'étant pas nécessaire dans son cas, on lui a prescrit une hormonothérapie de cinq ans. Au bout d'un an de traitement, elle a arrêté ses médicaments en raison d'un léger inconfort. La seule chose qu'elle avait entendue, c'est : « Madame, vous n'avez pas besoin de chimiothérapie » ; la seconde partie du message, « Vous avez besoin d'une hormonothérapie de cinq ans », était passée à la trappe. Deux ans après, elle est revenue nous voir avec des métastases au foie. Ces nouvelles cellules cancéreuses étaient de nouveau sensibles aux hormones, ce qui signifie bien que la poursuite du médicament aurait probablement évité les métastases… Elle avait besoin d'une hormonothérapie pour éviter ce risque, mais elle ne l'a pas entendu. C'est comme si vous partiez en plongée et que l'on vous disait :

« Vous n'avez pas besoin d'une combinaison de 8 millimètres, prenez une combinaison de 3 millimètres. » Cela vous viendrait-il à l'esprit de ne pas mettre du tout de combinaison et de mourir de froid ?

## La synthèse clinique

Dans ce millefeuille des traitements, il y a une étape clé : celle de la synthèse clinique. Elle a pour but d'expliquer le plan de traitement en détail à la patiente, en s'adaptant à elle au cas par cas. En effet, quand on propose une chimiothérapie, on prend en compte un certain nombre de paramètres, notamment l'état général de la patiente, son âge et son espérance de vie mais aussi son choix. Cette synthèse clinique se fait à deux niveaux – et c'est l'une des forces du système français : lors des entretiens individuels avec le chirurgien, puis avec le chimiothérapeute et lors des RCP. Ces réunions de concertation pluridisciplinaires sont un outil obligatoire en France depuis le premier Plan Cancer[2] en 2003. La RCP est une réunion, en général hebdomadaire, où sont discutés tous les dossiers des patientes traitées. Tous les membres de l'équipe médicale (vingt-cinq médecins à l'Institut du Sein Paris) y participent afin d'étudier la situation spécifique de chaque patiente. Cette RCP

2. Les Plans Cancer sont une suite de plans instaurés par le gouvernement à l'initiative du président de la République Jacques Chirac. Le premier Plan de mobilisation nationale contre le cancer (2003-2007) comprenait 70 mesures. Le Plan Cancer 2009-2013, avec 30 mesures et 118 actions concrètes, a été suivi par le troisième Plan Cancer 2014-2019. Le quatrième est en cours d'élaboration.

permet de discuter des traitements pré et postopératoires, d'analyser les avantages et aussi les inconvénients de chaque couche du millefeuille des traitements, d'évaluer les conséquences en termes de qualité de vie et de valider ensemble le plan de traitement. La RCP est un énorme avantage pour les patientes car elle garantit à chacune une décision d'un groupe d'hyperspécialistes, assurant à la fois une sécurité et une personnalisation du traitement. Par exemple, dans le cas d'une patiente souffrant d'une insuffisance respiratoire, on peut décider d'adapter le protocole de traitement, de lui donner des médicaments différents, bref de s'éloigner du référentiel. C'est ce qui fait la qualité de cette médecine pratiquée en équipe. Une fois ces éléments décidés tous ensemble, le médecin en informe la patiente : c'est le programme personnalisé de soins (PPS). En pratique, la RCP vient, dans la très grande majorité des cas, valider la proposition de traitement envisagée par le chirurgien, proposition qu'il a déjà annoncée à la patiente lors de la consultation. Dans les équipes hyperspécialisées, celle-ci n'est pas obligée d'attendre une semaine ou quinze jours pour savoir quel traitement elle devra suivre.

En France, nous bénéficions d'une médecine exceptionnelle, dotée de technologies de pointe et d'experts reconnus. Un modèle d'excellence qui attire les professionnels du monde entier. J'ai l'occasion de le vérifier régulièrement car j'ai la chance d'enseigner dans d'autres pays. Aux États-Unis ou au Canada, par exemple, le chirurgien décide tout seul. Les spécialistes vous soignent les uns après les autres : le chirurgien, le chimiothérapeute, le radiothérapeute… Au Canada, par exemple, ce sont les chirurgiens eux-mêmes qui décident s'ils veulent présenter tel ou tel dossier pour le faire valider en RCP. C'est un peu comme si c'était à vous de décider de faire valider votre copie pour obtenir votre examen.

Les RCP utilisent également des bases de données internationales compilant les cas de dizaines de milliers de patientes. Vous entrez les paramètres de la tumeur et les caractéristiques de votre patiente (son degré de malignité), et la base vous indique le risque de récidive et les bénéfices éventuels d'une chimiothérapie et d'une hormonothérapie. Malgré l'ensemble de ces cadres, recommandations et réunions d'experts, dans certains cas complexes, deux RCP tout aussi compétentes l'une que l'autre peuvent donner des avis différents. Car cela reste avant tout un avis, et pas une vérité absolue. Il y a parfois plusieurs chemins pour arriver à la guérison. Mais lorsque cet avis est formulé par vingt-cinq hyperspécialistes, vous pouvez en déduire qu'il s'agit d'un avis solide, de confiance, et le suivre.

*Un grand merci au professeur Jean-Philippe Spano (oncologue médical à l'hôpital de la Pitié-Salpêtrière, Paris), au docteur Éric Levy (oncologue médical à l'Institut du Sein Paris), au docteur Mathieu Minsat (radiothérapeute à l'Institut Curie, Paris) ainsi qu'au docteur Yves Otmezguine (oncologue-radiothérapeute à l'Institut du Sein Paris) pour leur relecture attentive de ce chapitre.*

# 11. Et demain : mieux traiter, mieux guérir

Tout le monde parle des progrès de la médecine. En matière de cancer du sein, nous avons accompagné de nombreuses transformations depuis vingt ans. L'une de mes fiertés est d'avoir contribué, avec mon équipe, à l'invention de nouvelles techniques qui ont transformé la chirurgie des cancers du sein. Les traitements, eux aussi, sont en pleine évolution.

## La radiothérapie : plus courte et plus ciblée

En cas de cancer du sein, le défi pour les années à venir est de proposer des radiothérapies aussi efficaces mais moins longues et plus ciblées. Pendant longtemps, le traitement proposé était standard : il durait cinq à sept semaines, à raison d'une séance de radiothérapie cinq jours sur sept. Désormais, la durée de la plupart des radiothérapies après chirurgie pour cancer du sein peut être réduite à cinq semaines, voire à trois ou quatre semaines. Il y a donc des possibilités de traitements plus courts, avec une efficacité identique. Les traitements sont également plus ciblés, car assistés par ordinateur. Ce qui permet à la balistique des rayons d'être plus précise : la zone d'irradiation est parfaitement circonscrite, afin de protéger les organes localisés à proximité de la tumeur, notamment les poumons ou encore le cœur. Cela permet également de limiter les effets secondaires sur le sein, notamment les fibroses. Les réglages, au millimètre, sont faits au cas par cas sur chaque machine par un programme informatique : c'est la raison pour laquelle on ne peut changer de centre de radiothérapie au cours du traitement.

Autre axe important de développement : celui de l'irradiation flash, en une séance, pendant l'opération chirurgicale (irradiation intraopératoire), pour des patientes sélectionnées, à faible risque de récidive, donc présentant un cancer de bon pronostic. Les essais préliminaires, réalisés depuis une quinzaine d'années, sont très encourageants, et on peut espérer que cette méthode deviendra rapidement une possibilité pour certaines patientes. Je suis convaincu que le traitement intraopératoire, c'est-à-dire le traitement du petit cancer du sein en un jour, est là, à notre porte. Imaginez : vous avez un petit cancer de bon pronostic, vous avez plus de 50 ans (le seuil est à définir), le chirurgien vous opère, le radiothérapeute irradie une partie du sein alors que vous êtes toujours endormie, le tout dans la même journée, et c'est terminé ! Ce serait un véritable progrès pour les femmes, mais aussi pour la communauté, en réduisant les coûts directs et indirects, comme la durée d'arrêt de travail, le temps de déplacement et tout ce qu'entraîne une irradiation de plusieurs semaines.

Pourtant, cette irradiation intraopératoire est très critiquée par certains. L'irradiation ciblée, telle qu'elle est pratiquée au bloc opératoire, est-elle aussi efficace que l'irradiation globale de tout le sein ? Les détracteurs de la technique font valoir que le traitement flash serait moins efficace en ne traitant que le site de la tumeur sans tenir compte des petits foyers encore occultes à distance de la tumeur opérée. Deux essais[1] ont montré que pour 95 % des patientes traitées avec une irradiation flash, le résultat était identique à celui d'une irradiation classique en six semaines. Les détracteurs de cette méthode, eux, insistent sur le fait que 5 % des patientes vont moins bien… Et si on essayait de prédire quelles sont les patientes qui vont bien, plutôt que de rejeter cette technologie en bloc ? Il faut continuer à faire des analyses pour déterminer les patientes auxquelles on peut proposer une irradiation intraopératoire. À la question « La radiothérapie intraopératoire réalisée en une unique séance est-elle aussi efficace que la radiothérapie classique de plusieurs semaines ? », je réponds : probablement oui pour des tumeurs très particulières de bon pronostic chez des patientes après 50 ans, qui constituent une grande partie des cancers du sein. Certes, cela pose de gros problèmes logistiques. La machine de radiothérapie que l'on fait entrer au bloc est une machine spécifique, faite pour l'intraopératoire, avec tout ce que cela implique

1. J. S. Vaidya *et al.*, « Effect of Delayed Targeted Intraoperative Radiotherapy vs Whole-Breast Radiotherapy on Local Recurrence and Survival: Long-term Results From the TARGIT-A Randomized Clinical Trial in Early Breast Cancer », *JAMA Oncology*, 2020. U. Veronesi *et al.*, « Intraoperative Radiotherapy versus External Radiotherapy for Early Breast Cancer (ELIOT): a Randomised Controlled Equivalence Trial », *Lancet Oncology*, 2013.

au niveau organisation. Cela nécessite qu'on mobilise une salle opératoire pendant toute la durée de l'irradiation. Dans des équipes chargées, traiter une patiente alors que, dans le même temps, vous pourriez en traiter trois, pose un réel problème... Nous devons résoudre ces difficultés afin d'offrir ces nouvelles possibilités de traitements, plus confortables, moins longs et tout aussi efficaces, à un nombre toujours plus grand de femmes.

Aujourd'hui, la radiothérapie fait également appel à des équipements de très haute technologie, extrêmement sophistiqués, et permet de s'adapter à des situations très différentes. Sans rentrer dans les détails, évoquons la radiothérapie conformationnelle et en modulation d'intensité, qui permet de s'ajuster à des volumes d'irradiation larges et complexes tout en améliorant la préservation des tissus sains, en particulier les poumons et le cœur. Autre technique plus récente : la radiothérapie stéréotaxique. Grâce à des machines très spécifiques (Cyberknife, Novalis STX, Versa HD...), elle délivre de très fortes irradiations dans des volumes très limités, en un nombre de séances réduit. Elle permet de traiter des tumeurs d'accès difficile ou localisées à proximité d'un organe extrêmement sensible. Dans le cancer du sein, on l'utilise principalement pour les métastases.

## Les nouveaux traitements ciblés

Dans les traitements en développement, citons les nouveaux traitements ciblés, dont on parle beaucoup aujourd'hui. Comme leur nom l'indique, ce sont des médicaments destinés à cibler des molécules spécifiques présentes à la surface ou à l'intérieur des cellules cancéreuses qui contribuent à leur croissance. En agissant spécifiquement sur l'une de ces molécules, on interrompt le développement des cellules cancéreuses, mais surtout on limite les effets néfastes du traitement sur les cellules saines, contrairement à la chimiothérapie qui agit sur les cellules tumorales mais aussi sur les cellules saines. Pour illustrer la différence de mode d'action entre les traitements ciblés et la chimiothérapie, on peut utiliser l'image suivante : au lieu d'avoir recours à un défoliant qui va faire tomber toutes les feuilles, les bonnes comme les mauvaises, on ne tue que les mauvaises feuilles et on laisse les bonnes en place. La réalité est que la cellule tumorale est bien plus complexe... Si vous bloquez une seule protéine (enzyme) dans une chaîne biologique, cela ne suffit pas toujours à interrompre la chaîne, donc à éliminer le cancer.

En pratique, on dose dans votre tumeur un certain nombre de paramètres, puis on vous propose un traitement spécifique pour tel ou tel paramètre, car on sait que la cellule va y répondre. L'exemple type du traitement ciblé, c'est l'hormonothérapie : on mesure pour tout cancer la sensibilité aux hormones des cellules de la tumeur. Seuls les cancers sensibles aux hormones auront un traitement antihormonal.

Le deuxième type de traitements ciblés, ce sont les anti-HER2 *(voir p. 103)*. 10 % des cancers du sein présentent la protéine HER2 et peuvent bénéficier d'un traitement ciblé.

Les chemins de développement tumoraux passant par les enzymes, on met aujourd'hui en évidence de plus en plus d'enzymes impliquées, et donc de traitements ciblant ces enzymes spécifiques. Par exemple, si l'on découvre que votre cancer se caractérise par une surexpression des protéines PARP (poly-ADP-ribose-polymérase-1), on peut vous proposer un inhibiteur de PARP qui va tuer les cellules cancéreuses en empêchant la réparation de l'ADN ou des dommages génétiques dans ces mêmes cellules, et en les rendant peut-être plus sensibles aux traitements anticancéreux. Ces molécules sont actuellement en développement dans les cancers du sein et de l'ovaire.

Aujourd'hui, les traitements ciblés sont en train d'exploser et suscitent de très grands espoirs, dont on commence à voir les applications. La tendance actuelle est la suivante : en pratique courante, à part l'hormonothérapie et le traitement anti-HER2, les traitements ciblés ne sont jamais utilisés en première ligne ou dans les cancers débutants. On y a plutôt recours dans les cancers plus avancés, en cas de récidive ou de métastase. Dans ce cas, on a de plus en plus recours à ces traitements ciblés hormonaux, ou basés sur d'autres molécules. Grâce à eux, les métastases fondent parfois comme neige au soleil ! Cela permet, et c'est déjà le cas, de faire baisser le recours à la chimiothérapie « parapluie ». Cette « médecine sur mesure » est donc un champ de développement majeur de la recherche et de la pharmacologie.

Dans la catégorie des « espoirs », il faut citer avant tout le développement de nouveaux traitements ciblés qui s'associent à l'hormonothérapie. Plusieurs médicaments (inhibiteurs de CDK4/6 : palbociclib, ribociclib, abemaciclib ; inhibiteur de PI3-kinases : alpelisib ; inhibiteur de mTOR : évérolimus) sont actuellement disponibles. Ils sont réservés aux cancers avancés, sur lesquels on observe une grande efficacité. Ils pourraient toutefois, si les études le confirment, apporter également un grand bénéfice pour les cancers pris à un stade débutant.

Il y a aussi ce que j'appelle le « grand fourre-tout de l'immunothérapie », ou le rêve du traitement écologique. L'idée est de stimuler les défenses naturelles du corps afin qu'il se débarrasse de lui-même de son cancer, sans qu'on lui donne un produit chimique supposé agressif. On essaie de renforcer les défenses immunitaires en stimulant les cellules « anti-cancer » (les lymphocytes), malheureusement avec peu de résultats pour l'instant, peut-être parce que les cellules cancéreuses sont capables de bloquer le système immunitaire. Le cancer créerait en quelque sorte un déficit immunitaire « local », comme un cambrioleur qui commencerait par neutraliser le commissariat de police avant de débuter son méfait…

De très nombreuses autres « cibles » potentielles existent et sont actuellement testées. Elles représentent autant de traitements d'avenir, mais avant de les utiliser en pratique courante, il va falloir encore des années de recherche.

Le plus grand encouragement à mes yeux, bien que le nombre de cancers du sein augmente de façon majeure, est que la mortalité par cancer du sein ne cesse de diminuer. Alors que le nombre de cancers du sein chez la femme a augmenté entre 1990 et 2018 de 1,1 % par an en moyenne, en passant de 73 à 100 nouveaux cas pour 100 000 femmes, la mortalité, elle, a diminué. La diminution de mortalité est de 1,3 % par an. Elle est passée de 20 décès par cancer du sein pour 100 000 femmes à 14. Il faut continuer à faire descendre cette courbe des décès liés au cancer du sein !

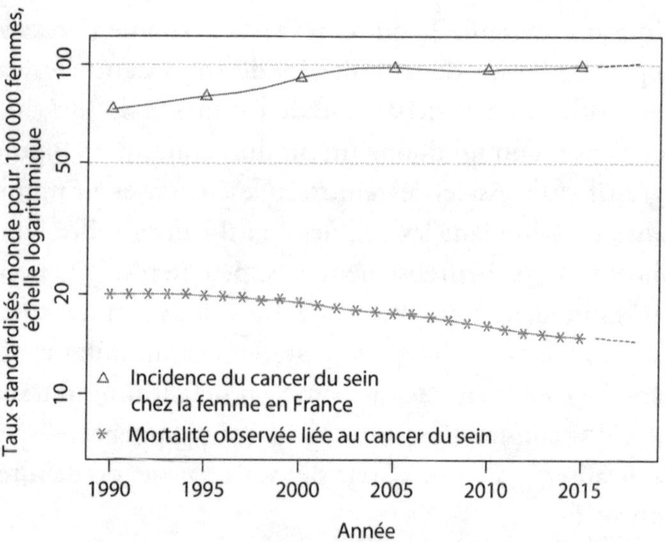


*Incidence et mortalité du cancer du sein depuis 1990*

Source : Santé publique France

Malheureusement, je n'ai pas l'espoir que le cancer du sein disparaisse. Aujourd'hui, je n'y crois pas. Tous nos indicateurs montrent une hausse continue. Peut-être mes successeurs verront-ils la courbe s'inverser, comme cela a été le cas pour le cancer du poumon chez l'homme. Pourquoi une telle augmentation du nombre de cancers ? Comme je l'ai déjà expliqué plus haut, on peut avancer différentes causes à cette hausse, mais il faut aussi accepter que l'on ne sait pas tout. On n'a pas une seule explication, mais un faisceau d'explications qui ne sont pas celles que la plupart des gens imaginent (le sucre, le déodorant et j'en passe). Toutes les études bien faites nous montrent que pour diminuer son risque de cancer du sein, il faut faire des choses plus coûteuses qu'arrêter le sucre : il faut arrêter de fumer, réduire sa consommation d'alcool et faire de l'exercice physique. Mais il y a aussi des éléments sur lesquels on ne peut pas jouer : la vie sociale et hormonale des femmes. Aujourd'hui, on ne peut plus dire aux femmes, comme on le faisait à une époque – je l'ai moi-même entendu dire : « Votre mère a eu un cancer du sein, il faut faire vos enfants très tôt, cela vous protège. » On a bien vu qu'à l'échelon individuel, cela ne changeait rien.

## Bientôt la thérapie génique ?

J'ai un autre espoir : celui que les femmes porteuses d'une mutation puissent un jour avoir un autre choix que celui de se faire enlever les seins et les ovaires, alors qu'elles sont à l'aube de leur vie de femme, et qu'elles ne sont pas malades. Il y a quelques jours, j'ai reçu une lettre d'une patiente porteuse d'une mutation à qui je venais de faire une double ablation mammaire préventive avec reconstruction. Cette femme nous remerciait pour tout ce que l'on avait fait pour elle, pour « cet accompagnement formidable et nécessaire ». Pourtant, j'aurais tellement aimé pouvoir lui proposer une autre solution. Ces femmes me touchent énormément. Aujourd'hui, elles sont face à un cruel dilemme : soit elles se font suivre en attendant le cancer – en sachant qu'il va les frapper dans 70 à 80 % des cas ! – ; soit elles optent pour la mastectomie bilatérale et l'ovariectomie. Quand on vit toute la journée avec la menace du cancer du sein au-dessus de sa tête, quand on a vu sa mère et/ou sa sœur mourir de cette maladie, quand on voit sa nièce en développer un à son tour, on se dit que l'on n'a pas d'autre solution… L'un de mes moteurs de vie, c'est de tout faire pour guérir les gens, pas de les mutiler pour leur éviter le cancer même si, ici, à l'Institut du Sein Paris, on est à la pointe de ce que l'on peut faire en matière de cancérologie et de chirurgie plastique immédiate. Certes, après cette opération préventive, les femmes nous disent qu'on leur a changé la vie, mais j'espère sincèrement qu'un jour on pourra leur proposer une autre option en réussissant à modifier ces fameux gènes de prédisposition au cancer du sein (par exemple BRCA1 et BRCA2). Quand j'en parle à mes amis généticiens, ils me disent que c'est de la science-fiction. Mais je suis un optimiste forcené. En médecine, de nombreuses avancées relevaient de la science-fiction avant de devenir une réalité. Je veux croire qu'en matière de cancer du sein aussi, ce qui était de la science-fiction deviendra notre quotidien. Le premier homme sur la Lune, c'était de la science-fiction, la définition même de la science-fiction, et pourtant, c'est devenu une réalité !

*Un grand merci au professeur Jean-Philippe Spano (oncologue médical à l'hôpital de la Pitié-Salpêtrière, Paris), au docteur Éric Levy (oncologue médical à l'Institut du Sein Paris), au docteur Mathieu Minsat (radiothérapeute à l'Institut Curie, Paris) ainsi qu'au docteur Yves Otmezguine (oncologue-radiothérapeute à l'Institut du Sein Paris) pour leur relecture attentive de ce chapitre.*

# 12. Plaidoyer pour une chirurgie humaine

La meilleure façon de guérir d'un cancer, qu'il soit localisé sur le sein, la thyroïde, le côlon ou le poumon, c'est de l'enlever. Je reçois parfois des femmes qui ont fait le choix de traitements alternatifs, et je peux vous assurer qu'il n'y a pas d'autre option raisonnable. La chirurgie a un rôle majeur. Les autres traitements font gagner des pourcentages de guérison, certes fondamentaux, mais il faut accepter le fait qu'enlever la tumeur est ce qui vous donne le plus de chances en matière de guérison. Or c'est un message qui ne passe pas toujours auprès de la population. Pourquoi ? Parce qu'il y a l'idée de la molécule magique qui pourrait guérir le cancer. L'idée, aussi, que la chirurgie et la médecine sont agressives et le bistouri archaïque. Par ailleurs, en cancérologie, on communique beaucoup sur les nouveaux médicaments, presque jamais sur les progrès chirurgicaux (notons qu'il n'y a pas les mêmes efforts de marketing). Mais je le dis haut et fort : enlever une tumeur du sein n'est pas une agression (je parle de la chirurgie conservatrice, pas des mastectomies associées à une reconstruction).

Aujourd'hui, l'anesthésie utilise des produits d'élimination très rapide qui font que vous dormez d'un sommeil naturel ! Je dis à toutes mes patientes : « Vous allez vous endormir comme si vous faisiez une sieste d'une ou deux heures, ce n'est rien d'autre que cela. » La preuve : vous pouvez même sortir le soir et, si vous le souhaitez, reprendre le travail deux ou trois jours après. Cela prouve bien que ce n'est pas une agression. C'est un progrès extraordinaire de la médecine. En pratique, en France, plus de 70 % des femmes qui ont un cancer du sein conservent leur sein. En théorie, toutes ces opérations conservatrices peuvent être réalisées en ambulatoire : vous entrez le matin, vous ressortez le soir. C'est même le cas pour certaines mastectomies, pour les femmes qui le souhaitent. Je ne dis pas que l'ambulatoire est la solution pour tout le monde (par exemple, pour une patiente un peu âgée, ou une femme qui vit seule) mais en pratique, cela veut bien dire que la chirurgie moderne ne constitue pas une agression. À ce propos, j'aimerais souligner que le « couple » chirurgien-anesthésiste est particulièrement important. Dans nos structures privées, nous avons l'extrême chance de pouvoir nous choisir mutuellement, par affinités techniques et humaines. Alors que la consultation d'anesthésie est parfois très technique, dans notre équipe, nos patientes, elles, en sortent avec le sourire. Le lien de confiance que vous nouez avec la personne qui va vous endormir est en effet essentiel. Je dis à toutes mes patientes : cet anesthésiste, il a endormi mes enfants, ma femme, mes amis proches… Je lui confie ma famille, vous pouvez donc lui faire confiance les yeux fermés ! Et la consultation préopératoire avec l'anesthésiste permet ensuite de renforcer cette sensation de sécurité.

Les patientes appréhendent souvent l'intervention chirurgicale. Ma mission de chirurgien, c'est aussi de les rassurer. Pour faire en sorte qu'elles se sentent le mieux possible, il y a la technique, bien sûr, mais il y a aussi l'humain. Je me répète : on essaie de faire pour chacune d'elles ce qu'on aimerait qu'une équipe fasse pour nous le jour où la maladie nous tombera dessus, de l'accueil lors de la première consultation jusqu'à la sortie du bloc opératoire. À l'Institut du Sein Paris, elles arrivent le matin, descendent au bloc opératoire à pied accompagnées par un soignant (avec évidemment l'équipement *ad hoc* : une blouse, des chaussons, un chapeau...), comme si elles allaient à la piscine ! Une fois arrivées au bloc, chaque membre de l'équipe se présente et les accueille. Elles retrouvent le chirurgien et l'anesthésiste qu'elles ont vus en consultation préopératoire, puis on leur présente le reste de l'équipe. Elles s'allongent ensuite elles-mêmes sur la table d'opération, sous une couverture chauffante qui les protège du froid. Je ne dis pas que c'est la panacée, mais c'est tellement dédramatisant ! Une fois l'opération terminée, les patientes sont surveillées en salle de réveil puis reviennent en brancard dans leur chambre où leur famille les attend. Le plus souvent, elles ressortent le jour même. C'est ainsi que je conçois ce « voyage » chirurgical, celui d'une chirurgie humanisée.

Un jour, au bloc opératoire, une patiente a demandé à l'anesthésiste : « Vous allez rester avec moi pendant toute l'intervention ? » Il lui a répondu : « À partir de maintenant et pour les trois prochaines heures, vous êtes pour moi la personne la plus importante au monde. » J'ai adoré cette phrase, je l'utilise maintenant moi aussi. Quand je suis au bloc en train d'opérer, je ne pense à rien d'autre, je ne décroche pas mon téléphone, mes enfants eux-mêmes savent que s'il y a une urgence, ils doivent passer par la surveillante du bloc opératoire pour me joindre. Personne ne me dérange. Nous sommes dans une bulle et pendant tout le temps que dure l'opération, nous ne faisons que nous occuper de la patiente. Elle est au centre de toutes les attentions. Je suis dans un état d'ultra-concentration, rien d'autre ne compte. C'est comme les joueurs de rugby pendant un match : croyez-vous qu'ils pensent à leur prochain week-end en famille ? Quand je sors du bloc opératoire le soir – j'opère douze heures d'affilée –, je ne sais absolument pas ce qui s'est passé dans le monde. En trente ans de carrière, je ne me suis arrêté d'opérer quelques minutes que deux fois : quand les tours du World Trade Center ont été attaquées, et quand l'équipe de *Charlie Hebdo* a été assassinée. Ce sont les deux seuls moments où la vie extérieure nous a rattrapés… Il faut ce niveau de drame pour nous sortir quelques instants de cette bulle.

Cette bulle chirurgicale est construite autour de la patiente. Il y a la technique – tout est calculé, mesuré, prévu : l'emplacement des lumières, l'installation de la patiente, le changement de position pendant qu'elle dort en fonction du moment de l'intervention… – mais il y a aussi et surtout l'humain. Avant chaque opération, il y a toujours un brief sécurité (« Il s'agit bien de madame X ? », « Elle n'a pas d'allergies ? », etc.), un brief technique et un brief humain. Une fois que la patiente est endormie, j'explique toujours à mes équipes qui elle est et quelle est son histoire. Par exemple, elle a 52 ans, elle vit un moment difficile sur le plan professionnel, ou alors elle est en instance de divorce, ou même elle va se marier dans trois mois… Il y a des chirurgiens qui ne veulent pas le savoir : pour eux, un geste chirurgical, c'est juste un moment technique. Je peux comprendre qu'on veuille se détacher du geste, le « déshumaniser », surtout si vous faites une amputation d'un membre. Mais dans le cas du cancer du sein, notre but en tant que chirurgiens est de guérir, d'éloigner l'angoisse de mort et d'apporter du confort de vie. Cette présentation m'aide à m'occuper de chaque femme en me remémorant son histoire personnelle. Pour toute mon équipe qui m'accompagne dans cette bulle chirurgicale, mais qui n'a pas vu la patiente en consultation, cela les aide à mieux s'occuper d'elle, cela humanise leur métier. Ainsi, les aide-opératoires, les infirmiers-anesthésistes ou les infirmières de salle d'opération ne voient pas qu'un corps qui se fait opérer. Je veux qu'ils s'occupent de quelqu'un, en se sentant investis pour elle.

Cette bulle chirurgicale, moment où la patiente est la personne la plus importante au monde pour l'équipe qui s'occupe d'elle, c'est mon cœur de métier. Ma vie est là. Quand j'arrive au bloc, je viens pour gagner. Cela peut être difficile, compliqué, mais je vous garantis que je fais tout pour gagner. Nos patientes nous demandent parfois : « Docteur, je vais être en rémission ? » « Non, madame, nous allons vous guérir. » J'ai fait du sport de compétition, je ne suis pas là pour participer. Quand les All Blacks arrivent sur le terrain, ils entrent pour gagner, il suffit de voir leur haka. Ils savent qu'ils ne vont pas gagner tous leurs matchs, mais en pratique, ils en ont gagné beaucoup plus que n'importe quelle autre équipe.

# 13. À toutes celles qui ne sont plus là…

Tout au long de la rédaction de ce livre, j'ai voulu être positif et rassurant, parler de nos réussites, des progrès merveilleux de la médecine, de toutes ces femmes que l'on sauve et qui peuvent poursuivre leur chemin de vie aux côtés de leurs proches… Mais je pense aussi toujours à toutes celles qui ne sont plus là, à toutes celles que nous n'avons pas pu guérir. Reprenez la courbe de l'incidence du cancer du sein et de sa mortalité *(voir p. 124)* : toutes les femmes qui sont en dessous de la courbe du bas ne sont plus là. Au moment où j'écris ces lignes, l'une de nos patientes est en train de mourir, elle le sait. Elle nous a envoyé un message pour nous dire merci « pour tout ce que vous avez fait pour moi ». En ce moment, je pense à elle tout le temps. Chez nous, l'échec est incarné, et c'est peut-être cela qui fait que le rapport humain que nous tissons avec nos patientes est si fort. Quand vous dites que 80 % des cancers du sein sont guéris (90 % pour les cancers de bon pronostic), cela veut aussi dire que 10 % à 20 % ne le sont pas. En trente années d'exercice, sur les 20 000 femmes que j'ai opérées, vous voyez ce que cela représente…

Quand vous débutez le métier de chirurgien, en particulier quand vous êtes spécialisé en cancérologie, vous êtes tout d'abord obsédé par la technique chirurgicale, la sécurité, la perfection du geste, l'amélioration des techniques… La chirurgie est un long, très long apprentissage, plus long que pour toute autre spécialité. Et quand vous êtes à la fois cancérologue et plasticien, comme je le suis, vous êtes encore plus obsédé par la technique. Je dis toujours à mes élèves que beaucoup de chirurgiens peuvent enlever un sein (quoique…), mais si en plus, il faut le reconstruire en même temps, cela devient beaucoup plus délicat sur le plan technique. Durant les premières années en tant que chirurgien oncoplasticien, la technique chirurgicale est un peu obsédante parce que les complications se paient cher. Il faut des années, voire des décennies, pour maîtriser parfaitement ces techniques. Mais en réalité, si vous ne voyez pas autre chose que le geste technique, vous ratez 90 % de l'histoire. J'ai eu la chance que ça ne m'arrive pas.

En tout début de carrière, je vivais pleinement l'euphorie de la guérison : j'enlevais les tumeurs de mes patientes, et je savais que plus de 80 % d'entre elles – plus de 90 % pour les cancers de bon pronostic – allaient guérir. En début de carrière, on ne voit que les bons côtés de ce métier, on voit les femmes guéries, qui vous annoncent quelques années plus tard qu'elles sont enceintes, qui vous amènent leurs enfants, qui les allaitent. Et puis, après quelques années, j'ai commencé à voir certaines de ces mêmes patientes revenir avec des récidives. Quand vous êtes en formation, ce ne sont pas vraiment vos patientes, mais celles des autres ; émotionnellement, c'est moins fort. Mais quand vous avez traité une femme pendant plusieurs mois, que vous l'avez accompagnée, que vous avez fait le chemin de la guérison avec elle, et qu'elle revient cinq ou dix ans après – parfois deux ans dans les formes de mauvais pronostic – avec une récidive, vous savez qu'elle commence un autre chemin. Si cette récidive est localisée dans le sein, notre équipe s'en occupe et on a toutes les cartes en main pour la guérir de nouveau. Mais si cette récidive est localisée dans un autre endroit dans le corps, par exemple dans le poumon, dans le foie ou dans le cerveau, c'est une autre histoire. Elle ne sera pas toujours curable. Il y a des métastases que l'on peut contrôler, pendant des années, voire des décennies, mais il y a aussi des métastases fulgurantes. Ces patientes-là, qui partent sur un autre chemin, on ne les oublie pas, on s'en souvient généralement beaucoup plus que la majorité des patientes guéries. Elles sont notre obsession, nos fantômes. Elles nous accompagnent et nous accompagneront tout au long de notre vie.

Cancérologue et chirurgien : une spécialité qui oblige à toujours chercher à mieux faire. Car la maladie vient vous rappeler que, parfois, elle est plus forte que la médecine, malgré les avancées extraordinaires. La récidive est un traumatisme. C'est comme quand un accouchement se passe mal : aujourd'hui, il est devenu normal que cela se passe bien, mais malheureusement, cela peut aussi, parfois, se passer mal. Dans le cas du cancer du sein, c'est pareil : on a transformé le pronostic car on dépiste les cancers de plus en plus tôt, mais les récidives existent. Nous, les cancérologues du sein, avons cette conscience que le cancer du sein est une maladie qui, dans la très grande majorité des cas, est guérie, mais pas toujours. Bien sûr, vous avez aujourd'hui les moyens pour prédire ce « pas toujours ». Quand vous traitez une femme jeune avec une tumeur volumineuse et plusieurs ganglions touchés, vous allez tout mettre en œuvre pour la sauver, mais vous savez aussi qu'elle est peut-être du mauvais côté de la barrière car son pronostic est mauvais.

Au fil des années, à l'optimisme utile de mes débuts s'est ajoutée la conscience de toutes celles qui sont parties. J'ai la chance de toujours avoir cette énergie et cet optimisme forcené, mais j'avance maintenant avec le souvenir permanent de celles qui ne sont plus là. Plus je vieillis, plus j'y suis sensible. Est-ce une bonne chose ou un handicap ? Pour ma part, je pense que c'est une triste bonne chose. La mort nous remet dans la réalité. Peu de spécialités médicales sont autant confrontées que la nôtre à la proximité de la mort. Cela nous donne une approche plus humaine et encore plus investie du geste chirurgical. Si, quand vous opérez une patiente, vous avez en tête cette idée du pronostic, de la récidive possible, des conséquences de tous les traitements qu'elle va subir, votre geste chirurgical prend une autre dimension. Vous allez utiliser toutes vos compétences, votre expérience et votre énergie pour gagner, sortir définitivement la patiente de la maladie. Opérer une cataracte ou une hernie, c'est aussi de la chirurgie, mais il n'y a pas la même densité dans la prise en charge.

Ces derniers mois, nous avons perdu trois patientes. Ces femmes-là sont souvent des femmes jeunes, avec des cancers agressifs. On les garde avec nous, on y pense tout le temps. On pense aussi à leur famille, à leurs enfants qui ont perdu leur maman, à leur conjoint. C'est vraiment quelque chose qui donne une densité à ce métier. C'est très compliqué à gérer. Avoir cette conscience qu'on ne guérit pas tout le monde est indispensable, mais le risque de sombrer existe ! On est obligé de se mettre un curseur : ces patientes, vous les avez toujours avec vous, vous ne pouvez pas faire autrement, mais cela ne doit pas entamer votre énergie qui vous fait avancer pour toutes celles qui en ont besoin. C'est, je pense, la raison pour laquelle je ne peux pas aller à l'enterrement de mes patientes. Je sais que cela a déçu et fait de la peine à certains. Mais pour moi, c'est presque impossible. Bien que la mort par cancer du sein soit un phénomène rare sur le plan statistique, dans ma vie de cancérologue, c'est un phénomène fréquent. Et j'ai l'impression que si je vais à ces enterrements, je vais porter en moi non seulement les patientes qui ne sont plus là, mais aussi toute la douleur de ceux qui les entourent et qui les ont vues partir. Même si je les vis de très près, je ne dois pas m'immerger dans ces drames individuels des familles.

On se souvient plus de ses échecs que de ses succès. Un jour, un confrère médecin m'a confié sa fille. Elle était jeune, la trentaine, avec un cancer de mauvais pronostic. Une forme très rare de cancer, avec malheureusement une forte probabilité de mortalité. Je me suis occupé d'elle pendant quatre ans. Quand elle est partie, j'étais démoli. Je n'ai pas écrit à son père, parce que, tout comme je ne peux pas aller aux enterrements, je ne peux pas envoyer ces lettres, y compris à des personnes qui me sont proches. Cela voudrait dire qu'une fois par mois, je ferais une lettre de condoléances, que cette année-là, j'aurais écrit une dizaine de lettres… C'est trop difficile. Je sais que son père m'en veut de ne pas lui avoir écrit, il l'a confié à l'une de nos amies. Peut-être qu'il lira ce livre, et qu'il comprendra pourquoi… Je ne participe pas au travail de deuil, non pas parce que je ne suis pas touché par la mort de ces femmes, mais parce que toute cette douleur accumulée me ferait perdre cette motivation, ce pourquoi je crois que je suis le plus utile : guérir l'immense majorité de mes patientes en leur communiquant l'énergie pour passer le cap des traitements. Je crains que ce poids du deuil m'empêche de continuer à exercer mon métier comme je le fais aujourd'hui. Je pense que je ne pourrais plus être utile aux autres, en tout cas plus comme je le suis aujourd'hui.

Nous sommes extrêmement efficaces, nous guérissons de mieux en mieux, mais à force de dire cela, on a tendance à oublier la douleur de toutes celles qui ne sont plus là, mais aussi de tous ceux et celles qui les pleurent. Je ne les oublie pas, ni les uns ni les autres. Je pense à eux constamment. J'ai des souvenirs très précis de maris, de mères, de sœurs, de fils, de filles… Je pense à un ami qui m'a confié sa petite sœur. Il tient une galerie d'art, je l'adore car il fait un métier formidable de façon formidable. Malheureusement, sa sœur avait un cancer du sein déjà très avancé, et nous n'avons pas pu la guérir. Il m'a envoyé une lettre pour me remercier d'avoir soigné sa sœur. Je l'ai ensuite revu plusieurs fois dans sa galerie, ou dans des expositions. Mais, chaque fois que l'on se voyait, apparaissait l'ombre de sa sœur. Elle était entre lui et moi. J'ai arrêté de le voir car, quand je le vois, je vois sa sœur. Et j'ai peur que lui aussi la voie à un moment où il ne s'y attend pas.

J'ai un ami à la clinique Bizet, où j'opère. C'est un remarquable chirurgien de l'épaule, une star dans son domaine. Comme nous, il reçoit des visiteurs du monde entier, il participe régulièrement à des congrès à l'étranger, il travaille d'arrache-pied, il publie lui aussi des articles dans des revues internationales… On fait le même métier, on a exactement le même âge, nous sommes pareils, comme un « copier-coller ». Sauf que lui est spécialiste de l'épaule, et moi du sein. Chaque fois que l'on se croise, il me dit : « Je ne sais pas comment tu fais ! » La première fois, je lui ai demandé : « Mais pourquoi me dis-tu ça ? » « Mais comment est-ce que tu supportes toute cette tristesse ? » Il ne voit que la face sombre de notre métier. Au quotidien, en tant que chirurgien du cancer, je vois surtout comment je peux être utile aux femmes à un moment difficile de leur vie. La mort est là, comme une ombre au-dessus de nos têtes. Je l'intègre dans mon métier : c'est important car elle permet de voir pourquoi l'on se bat. C'est un moteur continuel pour avancer, faire mieux, travailler toujours plus en équipe, améliorer les traitements… Tant qu'il y aura des cas de paludisme ou de tuberculose au monde, des personnes vont se battre pour l'éradiquer. Pour le cancer du sein aussi, il faut continuer à apprendre, à se former, à confronter nos idées… Si tout était résolu, il n'y aurait pas cette énergie, qui nous permet de mobiliser toutes nos forces chaque fois qu'on prend en charge une nouvelle patiente. Je continue à avancer avec, dans mon sac à dos, toutes ces femmes qui ne sont plus là, mais aussi toutes celles que nous avons guéries, et qui justifient des heures, des semaines et des nuits de travail.

# 14. La révolution positive

Il y a une vingtaine d'années, l'une de mes patientes a écrit un livre formidable sur son cancer du sein[1]. Un livre très intelligent et plein d'humour. Je constate tous les jours que les patientes qui font preuve d'un peu de recul et gardent une vision optimiste – comme pour d'autres moments de la vie – traversent le cancer de façon moins douloureuse. Nous sommes restés proches. Elle a passé vingt années extraordinaires car son cancer a été le catalyseur d'une nouvelle vie qu'elle voulait et qu'elle a bâtie. Elle a traversé des bas, des hauts, des bas encore. Elle conserve son énergie, poursuit ses voyages et ses projets, a toujours à ses côtés son amoureux dont elle parle tout le temps dans son bouquin, son chien…

Son histoire et les milliers d'autres rencontres que j'ai faites m'ont fait comprendre que le cancer du sein laisse des traces très différentes. Il y a d'abord les femmes – une toute petite minorité heureusement – qui vivent « dans » le cancer avec tout ce que cela implique de négatif. Terrorisées par le fait que la maladie peut revenir, elles ont radicalement changé leur mode de vie, elles

1. B. Maillard-Chaulin, *Journal d'un sein*, éditions Corsaire, 1999.

font sans cesse des examens, sont toujours à la recherche d'informations nouvelles et de remèdes miracles sur Internet, sont prêtes à suivre n'importe quelle nouvelle mode alimentaire et sont persuadées qu'elles récidivent au moindre rhume. En réalité, elles ne vont pas plus récidiver que les autres. Elles plongent dans le noir, ne voient plus que la maladie. Elles sont guéries mais blessées à jamais, comme rongées.

Ensuite, il y a le groupe, majoritaire, des femmes qui reprennent la vie comme avant, avec le même mode de fonctionnement, le même cadre, voire les mêmes exaspérations. Et puis il y a celles, de plus en plus nombreuses, qui changent leur vision de la vie, pas forcément leur quotidien, mais leur façon de voir le monde, plus précisément leur monde. Pour celles-ci, le cancer a été un « plus ». Bien sûr, c'est plus fréquent chez les femmes qui ont un petit cancer avec une probabilité de guérison de 90 % que chez celles dont le cancer est très avancé. Mais les patientes sont nombreuses à me dire : « Docteur Clough, ce cancer a été une chance. » Quel choc lorsque j'ai entendu cette phrase les premières fois. « Expliquez-moi pourquoi ? » « Parce que je suis guérie, mais aussi parce que cela m'a permis de prendre la mesure des choses importantes. » Ces femmes ne s'embarrassent plus des détails, ont appris à faire la différence entre l'essentiel et le superflu. Je discutais avec un ami psychiatre de cette idée que certaines femmes peuvent aller mieux après le cancer. Il est spécialisé en cancérologie et reçoit essentiellement des femmes qui ont eu un cancer du sein. Il m'a dit : « Vous avez entièrement raison, le cancer guéri est parfois une chance. » Il estime que, parmi les femmes qui lui sont adressées pour un suivi psychologique après cancer, 40 % reconnaissent que ce cancer a été positif pour elles.

Le cancer n'est donc pas forcément une révolution négative, il peut aussi être une révolution positive. Jamais je n'aurais osé dire et écrire cela il y a vingt ans. Mais aujourd'hui, je vois des femmes qui sont prêtes à entendre ce message, je les reconnais. Plus encore : dès la première consultation, je dis à certaines patientes, chez lesquelles je perçois cette sensibilité, cette énergie : « Je n'ose pas vous le dire, madame, mais je vous le dis quand même : il est possible que dans trois ans, vous veniez me dire, “Docteur Clough, ce cancer a été une bonne chose dans ma vie”. » À mon grand étonnement, certaines me répondent, dès nos premières rencontres : « Je le sais, c'est encore confus, ce n'est pas au premier plan, mais je le sens. » Le cancer est comme une table de mixage : vous allez pouvoir monter ou descendre les curseurs d'importance dans tous les domaines de votre vie, votre vie privée, votre vie professionnelle, votre vie de maman, votre vie amoureuse, votre vie amicale, votre vie sociale…

J'emploie le mot de « guérison » dès la première consultation, pour les formes de bon pronostic : « Madame, notre équipe va vous guérir. Avec une probabilité de plus de 90 %. » Je n'emploie jamais le mot de « rémission ». Que l'on vous dise : « On va vous guérir à plus de 90 % » ou « Vous êtes en rémission », l'information est la même, mais quelle épée de Damoclès en moins si l'on emploie le mot de « guérison ». Vous n'avez pas fait tout cela pour être en rémission, mais pour être guérie. Pour ma part, si un jour le cancer me tombe dessus, je ne veux pas être en rémission, je veux être guéri à 90 %.

# 15. Passer le relais

Aujourd'hui, j'ai 60 ans. À cet âge, la question se pose immanquablement : comment vais-je arrêter ? Il y a deux solutions : soit vous arrêtez involontairement, parce que la grande faucheuse vous a rattrapé, soit vous arrêtez parce que vous estimez qu'il est l'heure de poser le bistouri. Ce moment-là se décide en fonction d'un certain nombre de facteurs, de votre santé, de votre volonté, de votre compétence (dans notre domaine, si vous ne vous maintenez pas au niveau, vous êtes vite dépassé. Mais si vous restez à la pointe, ce sont des décennies d'expérience que vous avez accumulées).

J'ai voulu exercer mon métier différemment. J'ai eu la chance, pendant trente ans, tout en opérant énormément, de faire de la recherche, d'être invité à présenter nos travaux dans le monde entier, de faire évoluer mes connaissances, mais aussi de former des centaines de chirurgiens, ce qui est une source d'énergie considérable. Comme beaucoup dans d'autres domaines, notre équipe a porté l'image de la médecine française à l'étranger. Ce n'est pas anodin.

Alors, comment envisager la suite ? Première option : je décide, un jour, de fermer la porte de l'Institut du Sein Paris et de jeter la clé dans la Seine. Ne souriez pas, la quasi-totalité des chirurgiens, dans le privé, arrêtent purement et simplement d'exercer du jour au lendemain. Dans le système public, c'est très différent car la machine vous donne un successeur, que vous ne choisissez pas toujours… Pour ma part, j'ai eu la chance d'avoir une vie professionnelle très riche. J'ai accumulé des milliers d'expériences et de rencontres avec des femmes à un moment charnière de leur vie. Je n'ai pas envie de m'arrêter comme tout le monde : notre expérience doit servir à d'autres.

J'ai voulu faire mon métier différemment. Nous avons vécu une aventure collective et avons construit une belle maison, l'Institut du Sein Paris. Je veux la transmettre. Je dis toujours à mes enfants, le plus important, c'est ce qu'on laisse dans le cœur des gens. Ce que mon père, peintre et sculpteur, a fait de plus grand est, je pense, ce qu'il a laissé. Dans le cœur des gens et artistiquement. Son œuvre lui survit, ses arrière-petits-enfants admireront ses sculptures. Aujourd'hui, on forme ici à l'Institut du Sein Paris des chirurgiens du monde entier : ils passent des mois avec mes associés et moi, nous les formons et ils repartent dans leur pays pour développer ce qu'ils ont appris, le modifier, l'améliorer. Ils viennent pour apprendre la chirurgie et ils repartent avec beaucoup plus : une vision différente de notre métier. Nous recevons des messages de remerciement extraordinaires, parfois des années après qu'ils sont repartis ! Quel meilleur encouragement ? Alors, bien sûr, je vais arrêter d'opérer un jour, mais je n'imagine pas arrêter cette transmission. Ce métier a l'avantage d'être l'un des rares où vous êtes meilleur en vieillissant. Parce que vous avez accumulé les couches d'expérience, les milliers de patientes examinées, écoutées, opérées. Vous avez tellement d'expérience que le cas qui n'a soi-disant jamais été vu, vous, vous l'avez vu. On vient de m'envoyer une patiente en me disant : « Je n'ai jamais vu ça. » Je n'ai rien dit : j'avais déjà eu ce cas trois fois dans ma carrière…

Penser à l'après est pour moi une réflexion récente. Jusqu'à aujourd'hui, j'ai travaillé sans relâche, sans trop me poser de questions sur la suite. Mais quand vous avez réussi à développer un mode d'exercice de la chirurgie du cancer du sein en équipe aussi innovant, à la pointe, vous avez envie que ça continue. Avec mes associés, nous avons pris une décision. L'Institut du Sein Paris doit poursuivre son développement. Nous avons mis en place la suite : l'Institut du Sein 2. Nous avons décidé de recruter de très bons chirurgiens, en fin de formation dans des équipes hospitalières, et également de faire appel à certains des chirurgiens que nous avions formés. Nous recrutons quatre nouveaux associés, quatre professionnels que nous avons sélectionnés pour leur expertise technique et leur sens de l'humain. Pendant un certain temps, nous allons coexister, travailler ensemble. Au fil du temps, certains vont rester, d'autres vont partir. Mon espoir est que ce que nous avons construit, Isabelle

Sarfati, Claude Nos et moi, perdure avec d'autres. Que cette énergie que nous transmettons chaque jour à nos patientes, cette expertise, cet accompagnement, cette dynamique d'échanges internationaux se poursuivent et s'enrichissent. Nous allons encore nous améliorer, les chirurgiens plus jeunes vont nous amener des techniques et des méthodes nouvelles comme l'intelligence artificielle, la microchirurgie, des moyens nouveaux de communication… L'arbre va continuer à grandir, plus fort, plus utile encore.

Je suis persuadé que l'on ne travaille jamais mieux qu'ensemble, en confrontant nos idées, plutôt que seul dans son coin. Nous faisons partie des rares équipes hyperspécialisées en chirurgie du sein. On s'améliore aussi en s'arrêtant un instant d'opérer, de consulter, de publier, pour écouter et apprendre des autres. La plupart des médecins exercent leur métier à une échelle individuelle, certains essaient de changer les choses. J'ai essayé de changer les choses. Mes trente ans de vie professionnelle sont comme une brique d'un mur qui continue à se bâtir : le mur des connaissances sur le cancer du sein. Je me suis appuyé sur d'autres briques pour poser la mienne, d'autres s'appuieront ensuite sur notre travail et iront plus loin. Chaque mois, chaque année, d'autres spécialistes, chercheurs, cancérologues, chirurgiens… scellent leur brique sur les nôtres. Le mur continue à s'élever.

# Remerciements

Ce livre rend hommage aux deux millions de femmes qui, chaque année dans le monde, se font traiter pour un cancer du sein. C'est leur courage et leur admirable énergie que je tenais à honorer ici.

Mes remerciements vont à Isadora et Salomé, qui ont si bien grandi pendant que leur père travaillait trop, et à leur maman. Merci à Ineke, qui m'a convaincu que je devais écrire la passion de mon métier, et à Alix Lefief-Delcourt, qui a recueilli, transcrit et organisé mes pensées. Merci à toute l'équipe des assistantes et infirmières de l'Institut du Sein Paris : vous êtes celles que je rêverais de croiser en cas de tremblement de terre médical.

Enfin, la chirurgie du sein ne se conçoit qu'en équipe soudée, tournée vers un but commun : votre guérison. Merci aux 25 médecins de l'Institut du Sein Paris, tout particulièrement aux docteurs Isabelle Sarfati et Claude Nos pour avoir cru en ce projet fou : un institut médical pour les seins des femmes.

# Table des matières

Composition et mise en pages
Nord Compo à Villeneuve-d'Ascq

PAPIER À BASE DE FIBRES CERTIFIÉES

LAROUSSE s'engage pour l'environnement en réduisant l'empreinte carbone de ses livres. Celle de cet exemplaire est de :
500 g éq. $CO_2$
Rendez-vous sur www.larousse-durable.fr

Achevé d'imprimer en Italie
par Grafica Veneta S.P.A
Dépôt légal : octobre 2020
325454/01 – 11043241 – septembre 2020